Mirley Toro

Mi hijo tiene Diábetes… ¿Y Ahora Qué?

Mirley Toro

Mi hijo tiene Diábetes… ¿Y Ahora Qué?

¡Tu Actitud puede marcar la diferencia!

Editorial Académica Española

Imprint
Any brand names and product names mentioned in this book are subject to trademark, brand or patent protection and are trademarks or registered trademarks of their respective holders. The use of brand names, product names, common names, trade names, product descriptions etc. even without a particular marking in this work is in no way to be construed to mean that such names may be regarded as unrestricted in respect of trademark and brand protection legislation and could thus be used by anyone.

Cover image: www.ingimage.com

Publisher:
Editorial Académica Española
is a trademark of
International Book Market Service Ltd., member of OmniScriptum Publishing Group
17 Meldrum Street, Beau Bassin 71504, Mauritius
Printed at: see last page
ISBN: 978-620-0-40562-3

**ACTITUD DE LOS PADRES HACIA LA ENFERMEDAD
DE DIABETES MELLITUS QUE TIENEN SUS HIJOS**

Autora: Lcda. Mirley Toro

Maracaibo, febrero de 2013

Dedico primeramente este gran logro a mi Dios todopoderoso, quien ha estado conmigo en todo momento siendo mi amigo fiel, demostrándome cada día sus grandes maravillas, y enseñándome que si encomiendo y confío a El mi camino; El hará...

A mis padres, por ser mis grandes consejeros y gran apoyo incondicional en todo momento, por su amor demostrado, paciencia y confianza en las decisiones que he tomado en la vida...

A mi esposo Carlos por demostrarme su amor durante toda esta etapa de grandes riesgos, donde hemos experimentado situaciones inolvidables, algunas inesperadas otras planificadas pero todas de grandes aprendizajes para ambos, eres mi ayuda idónea y perfecto complemento...

A mi hermosa hija Crystal Alejandra, quien ha sido mi impulso día a día con su carita de ángel, su sonrisa, sus palabras de aliento, y su frase peculiar y sincera " te amo mami" que expresa su amor...y por supuesto, dedico este gran esfuerzo a mi otra princesa Claude Alejandra quien completa la alegría en mi vida...

A mi cuñada Ana Karina, por motivarme a concluir esta investigación con sus palabras de ánimo...

"Detrás de cada línea de llegada, hay una de partida.
Detrás de cada logro, hay otro desafío.
Si extrañas lo que hacías, vuelve a hacerlo.
Sigue aunque todos esperen que abandones.
No dejes que se oxide el hierro que hay en ti".
Madre Teresa de Calcuta

AGRADECIMIENTO

Ante todo es importante resaltar que dicha investigación ha sido producto de mucho esfuerzo y dedicación por parte de la autora, de su tutora y de un gran grupo de personas que voluntaria y desinteresadamente han contribuido al logro del mismo y que a continuación mencionaré...

A Dios quien merece toda la gloria, ya que gracias a El soy lo que soy, todo lo que he logrado se lo debo a El, mi consolador en momentos de angustia, mi refugio en momentos de soledad, mi proveedor en momentos de necesidad y mi sabiduría en este camino académico y profesional...

A mi esposo Carlos, quien ha estado conmigo tanto en los momentos buenos y gratificantes así como en los no tan buenos, siendo esto prueba de su amor incondicional, de su apoyo y compañía a pesar de lo difícil que ha sido el camino en algunas ocasiones...Te amo...

A mis padres y hermanos por estar presente en cada momento de mi vida personal académica y profesional, si no fuese por ellos no hubiese alcanzado muchas de mis metas...

Así mismo debo agradecer a la Dra. Maigualida Zamora, Coordinadora de la Maestría en Orientación Educativa, quien desde el principio depositó su confianza en mí y ha sido de gran ejemplo con su testimonio de vida...

Un sincero agradecimiento a la Psicólogo Geraldina Pirela, mi tutora de Tesis por haberme permitido presentar mis inquietudes como investigadora y dar a conocer mis ideas, las cuales fueron guiadas y orientadas a través de sus conocimientos teóricos y experiencia de verdad muchas gracias por tu paciencia, esfuerzo y dedicación a pesar de tus múltiples responsabilidades...

Quiero agradecer a mis cuñadas Sabrina y Ana Karina quienes estuvieron conmigo ayudándome a construir esta hermosa investigación para alcanzar un gran producto final con excelentes aprendizajes y resultados satisfactorios.

Finalmente, a todas las personas que podría decirse que están "tras cámara" pero no por ello son menos importantes... al contrario representan un valioso tesoro en esta investigación porque cada detalle se debe a ese granito de arena que cada uno colocó en Pro de dejar una huella significativa en el campo de la investigación científica.

ÍNDICE GENERAL

Págs.

FRONTISPICIO 2
VEREDICTO 3
DEDICATORIA 4
AGRADECIMIENTO 5
ÍNDICE GENERAL 6
ÍNDICE DE CUADROS 8
ÍNDICE DE TABLAS 9
ÍNDICE DE GRÁFICOS 9
RESUMEN 11
ABSTRACT 12
INTRODUCCIÓN 13

CAPÍTULO I.- EL PROBLEMA

1.1. Planteamiento y Formulación del Problema 16

1.2. Justificación de la Investigación 23

1.3. Objetivos de la Investigación 25

     1.3.1. Objetivo General 25

     1.3.2. Objetivos Específicos 25

1.4. Delimitación de la Investigación 26

CAPÍTULO II.- MARCO TEÓRICO

2.1. Antecedentes de la Investigación 28

2.2. Bases Teóricas 40

     2.2.1. Enfermedad de la Diabetes Mellitus 40

     2.2.2. ¿Qué es la Diabetes? 41

          2.2.2.1. Diabetes Tipo I: Diabetes Insulinodependiente 42

          2.2.2.2.. Diabetes Tipo II: Diabetes No Insulinodependiente 42

     2.2.3. Diabetes y Familia 43

     2.2.4. Estar alerta frente a la Diabetes Mellitus 46

     2.2.5. Definición de Actitud 46

     2.2.6. Naturaleza de la Actitud y sus Componentes 52

     2.2.7. Tipos de Actitud 58

     2.2.8. Formación de la Actitud 58

     2.2.9. Funciones de la Actitud 63

     2.2.10. Medición de la Actitud 64

2.3. Sistema de Variable 65

Definición Nominal 65

Definición Conceptual 65

Definición Operacional 65

2.4. Cuadro de Variable 66

2.5. Definición de Términos Básicos 68

CAPÍTULO III.- MARCO METODOLÓGICO

3.1. Tipo de Investigación 70

3.2. Diseño de Investigación 71

3.3. Población 71

3.4. Técnicas e Instrumento de Recolección de Datos 72

3.5. Validez y Confiabilidad del Instrumento 74

3.6. Técnicas de Tabulación de la Información 75

3.7. Tratamiento Estadístico 76

3.8. Orientación Epistemológica 76

CAPITULO IV.- ANALISIS Y DISCUSION DE LOS RESULTADOS

4.1. Análisis y Discusión de los Resultados 80

Dimensión: Componente Cognitivo 80

Dimensión: Componente Afectivo 86

Dimensión: Componente Conductual 90

CONCLUSIONES..97

RECOMENDACIONES 99

REFERENCIAS BIBLIOGRÁFICAS 101

ANEXOS 106

Anexo 1: Instrumento para la recolección de la información

Anexo 2: Instrumento para la Validación de los Expertos

Anexo 3: Tabla de Confiabilidad

ÍNDICE DE CUADROS

Págs.

Cuadro Nº 1: Operacionalización de la Variable 66

Cuadro Nº 2: Baremo para la interpretación de los Resultados 74

ÍNDICE DE TABLAS

Págs.

Tabla Nº 1: Dimensión: Componente Cognitivo 81

Tabla Nº 2: Dimensión: Componente Afectivo 86

Tabla Nº 3: Dimensión: Componente Conductual..90

Tabla Nº 4: Variable: Actitud de los Padres hacia la enfermedad de sus hijos 94

ÍNDICE DE GRÁFICOS

Págs.

Gráfico Nº 1: Dimensión: Componente Cognitivo 85

Gráfico Nº 2: Dimensión: Componente Afectivo 89

Gráfico Nº 3: Dimensión: Componente Conductual..93

Gráfico Nº 4: Variable: Actitud de los Padres hacia la enfermedad de sus hijos ...95

TORO, Mirley. **Actitud de los padres hacia la enfermedad de Diabetes Mellitus que tienen sus hijos.** Trabajo de Grado para optar por el título de Magíster Scientiarum en Orientación Educativa. Universidad del Zulia, Facultad de Humanidades y Educación. División de Estudios para Graduados. Maracaibo, Estado Zulia. Enero de 2013. p. 127.

RESUMEN

La presente investigación se desarrolló con el objetivo de determinar cuál es la actitud de los padres hacia la enfermedad de diabetes mellitus (tipo 1) que tienen sus hijos en el Hospital de Especialidades Pediátricas en la Ciudad de Maracaibo-estado Zulia. Es un estudio descriptivo, con una modalidad de campo, diseño no experimental, transeccional. Para ello, después de investigar distintos fundamentos teóricos tales como los de Salazar (1998), Rodríguez (1998), quienes exponen los componentes, elementos, funciones y formación de las actitudes; entre otros, Beaser (2005), quien explica todos los aspectos de la enfermedad de Diabetes Mellitus los aportes de Barroso (1995) y (2000) quien explica en su teoría el papel e importancia que tiene la familia, se aplicó un cuestionario dirigido a los padres que acuden a este centro de salud, trayendo como resultado que: la actitud de estos hacia la enfermedad de diabetes que tienen sus hijos es en gran medida negativa, se observa que en el componente cognitivo los padres presentan conocimientos mínimos o inadecuados trayendo como consecuencia un mal desenvolvimiento ante la problemática. En referencia al componente afectivo, se presentan carencias muy significativas que muestra el desagrado, incomodidad y desmotivación. En relación al componente conductual, existe una inadecuada disposición para informarse de la enfermedad y poca inclinación a conversar con los especialistas sobre el tema. Los resultados obtenidos permiten concluir que la enfermedad desencadena una crisis familiar y se recomienda apoyar o abordar desde la orientación personal/familiar a los padres través de talleres, encuentros, desde una perspectiva psicoeducativa, que permita fortalecer la actitud de los mismos y de esta manera alcanzar la potencialización de la familia desde una visión desarrollista y preventiva.

Palabras clave: enfermedad de diabetes, Actitud, familia, orientación.

TORO, Mirley. **Parent attitudes toward the disease of Diabetes Mellitus who have children**. Work of Degree to decide on the title of Magister in Educative Direction the University of Zulia, Faculty of Humanities and Education. Division of Graduated Studies for. Maracaibo, State of Zulia. January of 2013. p. 127.

ABSTRACT

This research was conducted in order to determine the attitude of parents to the disease of diabetes mellitus (type 1) having their children in the Children's Specialty Hospital in the city of Maracaibo, Zulia state. It is a descriptive study, with a mode field non-experimental design, transactional. To do this, after researching various theoretical foundations such as Salazar (1998), Rodriguez (1998), who presents the components, elements, functions and forming attitudes, among others, Beaser (2005), who explains all aspects disease of Diabetes Mellitus contributions from Barroso (1995) and (2000) who explains his theory on the role and importance of the family, we applied a questionnaire to parents who come to the health center, resulting that: the attitude of these towards diabetes disease with their children is largely negative, we see that in the cognitive component parents have little or inadequate knowledge consequently resulting in a bad development to the problem. In reference to the affective component, are very significant gaps showing displeasure, discomfort and discouragement. Regarding the behavioral component, there is inadequate provision for information on the disease and little inclination to talk to experts on the subject. The results obtained indicate that the disease triggers a family crisis and recommended addressing support or guidance from personal / family to parents through workshops, meetings, psychoeducational perspective, which will strengthen the attitude of the same and thus reach the potentiation of the family from a developmental and preventive vision.

Keywords: disease diabetes, Attitude, family orientation.

INTRODUCCIÓN

La presente investigación esta inspirada en las inquietudes personales que surgen de la autora en relación a la actitud que pueden asumir los padres hacia la enfermedad de diabetes mellitus como una enfermedad crónica. Tales inquietudes se originan de la experiencia que tuvo la investigadora en centros de salud donde se observaron diversos casos en el que los padres que asistían a consultas presentaban actitudes en su mayoría negativas.

No obstante, resulta sumamente importante destacar que en nueve (9) años de experiencia laboral en el área personal y conociendo los estudios de destacados teóricos en el área psicosocial, que brindan importantes aportes sobre actitud, familia, resiliencia, se observe el trabajo reducido del profesional de la orientación en el campo de la salud para abordar casos de situaciones inesperadas tales como una enfermedad crónica desde una perspectiva psicoeducativa.

La finalidad de la Investigación está basada en determinar cuál es la actitud de los padres hacia la enfermedad de la Diabetes Mellitus (Tipo 1) que tienen sus hijos en el Centro de salud denominado Hospital de Especialidades Pediátricas, ubicado en la Prolongación Circunvalación N° 2, Sector Plaza de Toros, Ciudadela Faría. Serán objeto de estudio los padres de niños en edades entre 6 a 17 años, quienes son pacientes *insulinodependientes* y son controlados en dicho centro.

En este sentido, este trabajo quedó conformado por cuatro (4) capítulos. En el primero se destaca el planteamiento del problema donde se describe la variable de estudio, se definen los objetivos de la investigación, general y específicos, entendidos como las metas que se desean alcanzar al finalizar la investigación y su relevancia.

El Capítulo II (Marco Teórico), lo conforman los antecedentes de la investigación, los cuales son aquellas investigaciones que están relacionadas con el estudio, dando aportes científicos significativos. Así mismo, se definen los términos básicos, los cuales son aquellos términos considerados importantes en el desarrollo de la investigación y el sistema de variables junto con la tabla de operacionalización de las mismas, en los que se presentan la definición nominal, conceptual y operacional.

El capítulo III está constituido por el Marco Metodológico en el que se explica el tipo y el diseño de la investigación para determinar su nivel de profundidad y tratamiento que se le dará a la variable. También se especifica, la población y la muestra, la técnica de recolección de los datos con el instrumento y validez.

En el capítulo IV, se presentan los resultados y el análisis estadístico en la interpretación de los datos a través de tablas y gráficos. Y por último se plantean las conclusiones y recomendaciones para futuros investigadores interesados en la misma línea temática propuesta por el trabajo.

Capítulo I

El Problema

CAPÍTULO I

EL PROBLEMA

1.1. Planteamiento y Formulación del Problema

A través del tiempo la medicina así como otras disciplinas han realizado estudios e investigaciones sobre enfermedades crónicas que afectan al ser humano no solo a nivel fisiológico, sino en muchas otras áreas de su vida, y se han observado los avances científicos para contrarrestar tales enfermedades o en su defecto para controlarlas. Una de las enfermedades que podrían incluirse dentro de este grupo es la *Diabetes Mellitus,* una enfermedad crónica que afecta el páncreas, dejando de segregar insulina al organismo y trayendo como consecuencia elevación del azúcar en la sangre, esta enfermedad ha sido causa de desequilibrio emocional en algunos pacientes diabéticos; trayendo como consecuencia el desmejoro de la calidad de vida en estos ya que se enfrentan a otra realidad que causa un impacto en sus vidas y muchas veces se limitan a alcanzar sus metas y proyectos por desconocimiento de las nuevas alternativas de tratamiento y por falta de apoyo educativo y psicológico para si mismo y para su familia.

Al tener presente la Diabetes como trastorno que se conoce desde antes de la era cristiana y, al encontrarse con reportajes que afirman que en todo el mundo hay mas de ciento cuarenta millones de diabéticos y, según La Organización Mundial de la Salud, se cree que para el año 2025, el numero se habrá duplicado; entonces es comprensible observar la preocupación de muchos profesionales tanto de la salud como de la educación terapéutica en relación a los problemas que vivencian muchas personas que la padecen, pues es de saber que representa un tema de suma importancia dentro de las ciencias de la educación, de la salud, así como de otras profesiones que se inclinan hacia la ayuda al ser humano.

Si bien es cierto, esta enfermedad ha sido estudiada a profundidad por médicos en el mundo entero y gracias a ellos se ha logrado manejar información referente a la sintomatología en el organismo, así como sus complicaciones; inclusive se han realizado estudios que dejan resultados desalentadores, demostrando que la Diabetes es la tercera enfermedad mortal en los Estados Unidos de Norte América y que cobra anualmente cerca de 150.000 vidas (Beaser, 2005), llevando tanto a médicos como a psicólogos y otros profesionales a la tarea de trabajar en conjunto para atender de forma integral a tantas personas afectadas por esta enfermedad y proporcionarles información que pueda servir de ayuda para lograr establecer un equilibrio en todas las áreas que puedan ser afectadas, principalmente el área fisiológica y posteriormente las emocionales, familiares, académicas, laborales, recreativas entre otras; sabiendo que el ser humano por naturaleza propia se inclina a traspolar a otros contextos las situaciones que le afectan.

Es por ello, que la posibilidad de trabajar en todas las áreas del ser humano que sufre de Diabetes, representa una situación de la colaboración de todos los organismos e instituciones públicas y privadas; sin embargo, a través de la experiencia se observa como dichas instituciones abordan a estas personas de forma aislada, tratando de dar respuestas de manera individual a un problema que se reconoce como colectivo hoy en día en muchos países. En tal sentido, el apoyo y servicio que pueda prestar el profesional de la orientación esta limitado a las circunstancias antes mencionadas e igualmente en muchas ocasiones no encuentra respaldo por estos entes para fortalecer a los pacientes desde el punto de vista emocional con una visión educativa.

Estos resultados desalentadores podrían ser el reflejo de la vasta población que dispone de bajos recursos económicos para implementar un tratamiento riguroso y de alto costo. En este caso, Venezuela no escapa de esta realidad ya que en el día a día se puede percibir en los centros clínicos y hospitalarios la cantidad de pacientes que acuden a los mismos para ser medianamente controlados y muchos casos para que les proporcionen por medio de ayudas sociales el tratamiento que necesitan (insulina, cintas reactivas, medicamentos orales, entre otros) para poder contrarrestar la enfermedad bajo parámetros establecidos por los médicos.

Aunado a esto se presentan situaciones que generan impotencia en muchas personas por no poder adquirir el medicamento prescrito, trayendo en muchas ocasiones un alto porcentaje de personas diabéticas en descontrol y además, desanimo, tristeza, preocupación, angustia y otros sentimientos encontrados que afectan su salud física y por ende otros aspectos de su vida como la familia, la economía, el trabajo, los estudios; puesto que se entiende al ser humano como ser integral en el que cada área de su vida esta comprendida entre si y su comportamiento se refleja en todos los contextos en los que se desenvuelve.

Sin embargo, como se presentan problemas a nivel de ayudas y colaboración por parte de entes gubernamentales para asistir a tantas personas que padecen esta enfermedad, por otro lado, se encuentran en nuestro país instituciones que están en busca de muchas respuestas a interrogantes que se plantean a través de investigaciones, para abordarla y al mismo tiempo presentan las posibilidades de atención inmediata a estos pacientes diabéticos, aportando alternativas para el control de la misma, siendo indispensable que sea controlada por la persona, quien debe tomar en cuenta su alimentación, examinar el nivel de azúcar en la sangre y tomar pastillas o inyectarse insulina y hacer ejercicios.

Todas estas fases o procesos que debe asumir el paciente diabético son imprescindibles para que se encuentre en optimas condiciones físicas y además, es recomendable que a la par de este cuidado se logre establecer una atención desde el punto de vista emocional para lograr un equilibrio en todo su ser, el cual se obtiene cuando éste acepta su condición, reconoce sus limitaciones y oportunidades, aprende a existir con un nuevo estilo de vida y se adecua las circunstancias bajo sus posibilidades.

De acuerdo con lo anteriormente planteado, una de las instituciones reconocidas en la ciudad de Maracaibo – Venezuela, es el Centro de Investigaciones Endocrino-Metabólicas *"Dr. José Félix Gómez"* ubicado en la Facultad de Medicina de La Universidad del Zulia, dicho instituto se aboca a la generación de fármacos para el tratamiento de la Diabetes Mellitus y maneja información científica que ha ayudado a las personas que son atendidas por el grupo interdisciplinario que allí labora.

Este grupo de médicos ha servido de apoyo para los pacientes que sufren tal enfermedad y han atendido a diabéticos adultos, también llamados *"tipo II"* puesto que tienen resistencia a la insulina, lo que quiere decir que sus cuerpos no usan la insulina correctamente y necesitan controlar su alimentación así como hacer ejercicios para obtener los niveles de azúcar sanguíneo en la sangre estables; así mismo, a este centro acuden niños y jóvenes que igualmente padecen dicha enfermedad y a quienes se les cataloga médicamente hablando como diabéticos *"tipo I"* ya que dicha enfermedad puede inclusive presentarse desde la gestación y en este caso sus cuerpos no producen insulina; así que requieren de tratamiento exógeno través de inyecciones de insulina, ejercicios y control alimenticio para el buen funcionamiento del organismo.

No obstante, este y otros centros clínicos se inclinan a aportar ayuda a través de consultas médicas y tratamiento para el buen control *"Endocrino-Metabólico"* más no se observa el trabajo de la *Orientación* como disciplina que contribuye al abordaje de este problema en el ámbito *emocional* del paciente y de sus familiares, y como elemento fundamental para lograr equilibrio en su ser considerado como un todo sumamente complejo.

Cabe destacar que, para que se pueda lograr este equilibrio se requiere de un control, mental, emocional e intencional del paciente hacia la enfermedad, ya que dependiendo de las ideas, opiniones que maneje, así como de la reacción emocional ante la misma, depende en gran medida la disposición a responder hacia ella ya que no es un problema aislado de su ser, sino que representa una enfermedad que le acompañará por el resto de su vida y que le pertenece.

Es por ello que reconociendo al hombre como un ser integral, es decir; un ser humano biológico, psicológico, que se relaciona y que posee un espíritu, entonces es entendible la preocupación que se plantea al abordarlo, como lo que es *una persona con pensamientos, sentimientos, motivaciones y esperanzas*, aspectos que los refleja en comunidad y no separado del mundo que le rodea.

Partiendo de esta afirmación se hace necesario explicar el por qué se considera que el hombre es un ser integral, puesto que el mismo está en interrelación homeostático con el medio ambiente, y requiere satisfacer sus necesidades biológicas, pero también se debe entender que éste posee conciencia, inteligencia, voluntad, emociones y creencias que han sido desarrolladas a lo largo de las relaciones primeramente familiares así como de amistad, compañeros de trabajo, vecinos y en general todas aquellas personas que permiten un intercambio afectivo-social, y sabiendo de antemano, que estas circunstancias y factores externos, influyen en gran medida en su actitud hacia la enfermedad, a través de las normas sociales, valores, principios morales y, juicios.

Por lo tanto, a través de este estudio se pretende dar respuesta a la inquietud que surge de atender de manera integral a dicho hombre y sobre todo si éste posee una enfermedad crónica, que forma parte de su ser y que puede afectar en gran medida la relación consigo mismo y con su entorno y de esta manera se aportaría grandes conocimientos para ofrecer alternativas viables a un ser que no es un *"animal"* que solo posee instintos. Partiendo de lo anteriormente dicho, en este caso se hablaría de un ser que posee personalidad y que según Carl Roger (1972) éste intenta *"conocerse así mismo y está consiente de sus reacciones y de su experiencia"* igualmente plantea que *"la valoración organísmica sería una característica de un individuo integral; abierto a su experiencia, lo que le permitiría fundamentar su comportamiento en los datos percibidos en una situación"*.

Por otro lado Roger (1978), afirma que, además de que todo individuo debe ser aceptado positivamente en su entorno, debe aceptarse así mismo. Esto indica que se requiere, en el caso de la Diabetes un nivel de madurez para lograr tal aceptación y además entender que su enfermedad puede ser *"autocontrolable"*, lo que implica asumir sus responsabilidades ante tal situación de forma equilibrada, de manera que es necesario reflexionar en relación a aquellos pacientes que se encuentran dentro del grupo de los diabéticos *"tipo I"*, en este caso los niños, quienes son victimas de esta enfermedad considerada por la ciencia médica incurable y quienes no poseen las herramientas personales complementarias para afrontar sus situaciones de manera independiente.

Esto quiere decir, según Papalia (2004), que aunque el niño a partir de los seis años puede lograr desarrollar una autopercepción de su personalidad, aún así necesita de la valoración de personas significativas en su vida para afianzar su autoconfianza ante situaciones inesperadas.

Lo planteado por Papalia, se considera pertinente mencionar ya que de acuerdo a las actitudes que observe el niño en las personas o adultos significantes, éste asumirá una autopercepción que repercutirá en su control de la enfermedad. Es por ello que se considera importante que la actitud que asuman los padres hacia la enfermedad debe ser positiva para que se logre un autocontrol adecuado de la enfermedad por parte del niño.

De allí, surge la siguiente inquietud ¿Cómo podría un niño autocontrolar dicha enfermedad de manera efectiva?; esta pregunta permite pensar que éste debe poseer un nivel de autoaceptación o el apoyo incondicional de personas significativas para que este pueda lograr el autocontrol de su salud. Ahora bien, desde el punto de vista de la psicología del Desarrollo Humano según Papalia (2004), la "Primera Infancia" (6-12 años) es una época importante para el desarrollo de la autoestima, una autoimagen positiva o autoevaluación .En esta etapa el niño compara su *yo real* con su *yo ideal* y se juzga a si mismo por la manera como alcanza los patrones sociales, sabiendo esto entonces ¿Cómo pueden contribuir los padres a que los niños encuentren un saludable equilibrio entre su *yo real* y su *yo ideal* para que pueda tener una buena autoimagen y así logre su situación de enfermedad controlada.

Dicha interrogante conduce a plantear la posibilidad de proponer un proceso de atención individual o grupal a través de la Orientación en posteriores investigaciones, dirigida especialmente a los padres de niños *"insulinodependientes"*, ya que la aparición de la diabetes en un hijo podría situar al sistema familiar ante una nueva problemática, que conllevaría: en primer lugar, a una mayor carga emocional dado que es una enfermedad que no se *"cura"* y que precisa tratamiento para siempre y, en segundo lugar, es una enfermedad que exige medidas terapéuticas basadas en cambios de hábitos de vida, tanto en el sentido dietético como en las dificultades reales de adaptación que ello exige para el resto de los miembros de la familia; Por tal motivo, es pertinente considerar la actitud de los padres hacia la enfermedad ya que esto podría incidir en las relaciones y, otros aspectos como en este caso el autocontrol de la misma en los hijos que la padecen.

De igual manera, resulta necesario considerar otro aspectos, es que los niños que padecen de esta enfermedad; según el Centro de Investigación Endocrino-Metabólicas son atendidos médicamente y además en muchas ocasiones han capacitado a sus padres para comprender los diferentes síntomas que se reflejan, aunque no se han dedicado a ofrecer atención educativa y psicológica a través de charlas, encuentros y talleres que permitan abordar el área personal/familiar de los padres que tienen hijos diabéticos, también llamados *"insulinodependientes"* y/o aplicaciones de programas o actividades de crecimiento familiar para el fortalecimiento actitudinal, por lo cual surge la siguiente interrogante:

¿Será indispensable que exista un equilibrio actitudinal hacia la Diabetes Mellitus en los padres, para que el niño logre el control y buen funcionamiento de sus niveles de glicemia? La respuesta a esta incógnita podría ser afirmativa, ya que según Barroso (1995) "La familia…es el primer contexto de aprendizaje humano, en ella el niño aprende a ser y existir como persona, satisface sus necesidades, toma conciencia, aprende a manejar sus capacidades, su potencial…la familia es estructura, contenido y proceso, la vida e historia de cada quien".

Ante esta afirmación que realiza el autor se podría entonces mencionar que la influencia de los padres a través de su actitud hacia la enfermedad que padecen sus hijos puede tomarse de manera positiva o negativa y que las relaciones interpersonales, afectivas y comunicacionales que estos reflejan influyen muy marcadamente en el comportamiento del niño frente a su enfermedad. Sin embargo, en muchas familias donde hay niños *insulinodependientes*, existe la posibilidad de encontrar padres cargados de sentimientos de culpabilidad, depresión, acusándose mutuamente por "causar" esta enfermedad, desperdiciando su valiosa energía emocional en inútiles discusiones que dañan las relaciones familiares.

Tomando lo anterior como referencia, es indispensable reconocer que probablemente esta enfermedad afecte el comportamiento normal del niño y que pueden surgir preguntas en los padres como ¿Qué debo hacer cuando el azúcar sanguíneo de mi hijo es demasiado alto o bajo?; ¿Cómo voy a tratar emocionalmente a mi hijo?; ¿Habrá sido mi culpa? y, ¿Cómo debo expresar mis emociones? Por ello, a medida que los padres van adquiriendo las habilidades básicas para cuidar a su hijo, es necesario ocuparse de sus pensamientos y sobre todo de sus sentimientos los cuales podrán afectar de forma directa las relaciones familiares y la estabilidad emocional.

De allí que, una de las funciones esenciales de la familia la constituye el prestar *apoyo* a los miembros que la integran y sobre todo en el caso de la aparición de una enfermedad considerada crónica, adquiriendo singular importancia la orientación, la psicología, la educación y otras profesiones de ayuda, para atender no solo desde el punto de vista físico sino desde el aspecto socio educativo y psicológico, ya que esto permitirá la resolución de situaciones conflictivas que podrían presentarse en la familia y a su vez influiría de manera positiva en el control de enfermedades como la *Diabetes Mellitus*.

A fin de plantear esta problemática existente que se evidencia en nuestro país, pero sobre todo que además se vivencia y experimenta en instituciones reconocidas en la ciudad de Maracaibo como lo es el Hospital de Especialidades Pediátricas, una institución especializada en la atención médica pediátrica y que posee la unidad para atención de niños diabéticos; se pretende determinar la actitud de los padres para afrontar dicha enfermedad como lo es la *Diabetes Mellitus* la cual afecta la homeostasis en la familia de los niños *insulinodependientes* en edades entre 6 a 17 años en este Centro de salud.

1.2. Justificación de la Investigación

En la vida existen momentos que marcan la existencia del hombre, dándose la oportunidad de hacer contacto con su propio ser trascendente. De allí, la importancia de la Educación como ente fundamental para la trasformación del ser humano de una forma integral, la cual tiene la obligación de infundir en los individuos valores éticos, morales y sociales, que le permitan dirigirse hacia la excelencia y autodesarrollo como ser individual y social. En esa visión, igualmente se encamina la Orientación con el principio fundamental de generar el desarrollo de las potencialidades de las personas en cualquier *"campo de acción"* para guiarlo en su proceso de adaptación psicosocial ante eventos imprevistos.

En tal sentido, dicha disciplina presenta una tendencia desarrollista ante la sociedad ya que ayuda al ser humano para que esté en constante búsqueda de su auto aceptación tanto de sus potencialidades como de sus debilidades y haga uso de ellas para la prosecución de su desarrollo personal. Tal afirmación se cumple de manera universal y democrática; es decir, para todas las personas, incluyendo aquellas que padecen enfermedades crónicas y que al igual que otras personas, requieren atención desde el punto de vista emocional.

Partiendo de lo anteriormente dicho, dentro del campo de la salud la Orientación tiene como misión prestar servicios de apoyo. En este caso se considera la importancia que tiene esta profesión en servir de ayuda para pacientes diabéticos, quienes poseen una enfermedad considerada crónica y que científicamente no es curable. Las personas que padecen esta enfermedad podrían presentar cuadros depresivos, y muchas veces manifestar temores, angustias y negación ante su situación, ya que considerarían que

"¡no pueden morir tan pronto...!", claro está que si dicha enfermedad es controlada de manera efectiva y precisa no se presentaría lo que probablemente podrían pensar, además si se mantiene una salud emocional en dicho pacientes existirían mas diabéticos controlados y con un nivel de autoceptación elevado y mejor calidad de vida.

Sin embargo, aunque el aporte que podría ofrecer la Orientación para personas diabéticas adultas podría ser beneficioso, ésta igualmente sirve de apoyo para los padres de niños diabéticos y para estos mismos, porque se trabajaría desde la importancia de mantener un clima emocional estable y actitudes equilibradas ante tal situación en la misma. Para esto es necesario saber que la diabetes en niños es una enfermedad que se frecuenta en muchos centros de salud pública y privada en Venezuela.

Aún así, aunque se atiende a nivel físico sus complicaciones, se observa poca intervención desde la Orientación, la cual se considera importante ya que serviría de enlace entre el aspecto endocrino-metabólico y nutricional, además se lograría el fortalecimiento del desarrollo de la personalidad en los niños que la padecen y el establecimiento de una actitud adecuada de los padres frente a la enfermedad.

Una de las funciones esenciales de la familia la constituye el prestar apoyo a los miembros que la integran. En el caso de la aparición de una enfermedad crónica esta función adquiere singular importancia, tanto desde el punto de vista físico como emocional y gracias a ella se puede servir de ayuda frente a situaciones conflictivas que influirán a su vez en el correcto control de la enfermedad, en el comportamiento del paciente en otros contextos y en la actitud de los padres hacia esta y otras enfermedades crónicas.

A lo largo del ciclo vital familiar surgen distintos acontecimientos que podrían afectar su homeostasis y que exigen mecanismos de adaptación para su recuperación. Dichos mecanismos adaptativos dependerán para su éxito de la existencia de un clima familiar provechoso y satisfactorio para el niño diabético y para su familia; es decir, se hace necesario que exista entre los padres de un paciente diabético mantener actitudes pertinentes hacia la enfermedad para que el clima se torne satisfactorio y se logre una adaptación a la nueva situación, la cual es inesperada en uno de los miembros de la familia.

De esta manera, en la presente investigación se busca como la actitud de los padres es un elemento clave, que influye en el correcto control de la diabetes en los niños *insulinodependientes* y, la importancia de recibir una orientación de forma integral y desde una concepción biospicosocial-espiritual, el niño con Diabetes debe conocer todos aquellos factores familiares que influyen de forma directa en la adherencia a las medidas terapéuticas recomendadas para su control. Así mismo, se sabe que un niño entre 6 y 17 años está en pleno proceso de desarrollo de su personalidad y es necesario saber que éste en su constante actividad expresa conductas que demuestran sus ideas y sentimientos.

Basándose en lo anteriormente planteado se considera pertinente esta investigación, ya que la misma busca aportar una propuesta a la sociedad, la escuela y la familia (núcleo fundamental dentro de estos sistemas) que permita conocer la actitud de los padres, de manera que posteriormente logren manejar de forma adecuada sus pensamientos, emociones y conductas frente a niños que padecen de Diabetes Mellitus, reconociendo que es una enfermedad que puede ser controlada con mayor eficacia si estos factores se consideran y donde la orientación tiene mucho que aportar.

1.3. Objetivos de la Investigación

1.3.1. Objetivo General

Determinar cuál es la actitud de los padres hacia la enfermedad de la Diabetes Mellitus (Tipo 1) que tienen sus hijos.

1.3.2. Objetivos Específicos

• Describir las creencias que manejan los padres sobre la diabetes Mellitus de sus hijos como una medida de su actitud ante la enfermedad.

• Caracterizar las emociones más frecuentes que se manifiestan en los padres que tienen hijos diabéticos.

• Describir el comportamiento de los padres en el control de la enfermedad de diabetes mellitus de sus hijos.

1.4. Delimitación de la Investigación

La siguiente investigación destinada a Determinar la actitud de los padres hacia la enfermedad de Diabetes Mellitus que tienen sus hijos se realizará en la ciudad de Maracaibo, Estado Zulia, Venezuela específicamente en el Centro de Salud denominado Hospital de Especialidades Pediátricas, ubicado en la Prolongación Circunvalación N° 2, Sector Plaza de Toros, Ciudadela Faría. Fueron objeto de estudio los padres de niños en edades entre 6 a 17 años, quienes son pacientes *insulinodependientes* y son controlados en dicho centro. El período comprendido para la realización del estudio fue desde octubre de 2011 hasta enero de 2013.

Se trabajó con los fundamentos teóricos de Salazar (1998), Rodríguez (1998), los de Festinger, citado por Francisco Morales en sus Libro de Psicología Social (2002), donde se exponen los componentes, elementos, funciones y formación de las actitudes; entre otros, se tomaron en cuenta los aportes de Beaser (2005), quien explica todos los aspectos de la enfermedad de Diabetes Mellitus. Asimismo, los aportes de Barroso (1995) y (2000), quien explica en su teoría el papel e importancia que tiene la familia, entre otros autores que proporcionan fundamentación a este estudio.

Capítulo II

Marco Teórico

CAPÍTULO II

MARCO TEÓRICO

2.1. Antecedentes de la Investigación

A lo largo de la investigación que ocupa el tema de la *Diabetes Millitus* en menores de edad se realizó una descripción detallada, de los enfoques teóricos que fundamentaron la misma, para esto se contó primeramente con la presentación de los antecedentes relacionados con el tema. Los cuales es necesario hacer notar, están relacionados con trabajos realizados en países de Europa y parte de Sur América que se aplicaron tanto en niños, adultos, familia, médicos y todas aquellas personas involucradas con la enfermedad de la diabetes; así también, se manejó información sobre experiencias, programas y artículos realizados por personas e instituciones conocidas dentro del país que han logrado a través de las intervenciones resultados satisfactorios que permiten entender el esfuerzo que se hace en relación al tema de estudio.

En este punto se pretende hacer una breve revisión de los antecedentes más actuales sobre la enfermedad de diabetes y su impacto en la familia como núcleo fundamental que se encuentra involucrado directamente con este problema que presenten muchas personas, a continuación se mencionará el trabajo realizado a través de charlas, encuentros, campamentos, talleres y congresos dictados por profesionales en el área de la salud, la educación y la psicología en algunos países de Latinoamérica.

En el año 2002 se realizó un encuentro llamado "Taller de Apoyo al Paciente con Diabetes y sus Familiares" en el Centro Médico Docente la Trinidad en Venezuela con la finalidad de educar a los pacientes diabéticos y sus familiares a nivel fisiológico y psicológico, realizándose varias charlas por especialistas en el área de la medicina y la psicología, éstos últimos se encargaron de hablar sobre las emociones que desencadenan en el individuo y en su entorno familiar el diagnóstico de diabetes, emociones que adquieren un dimensión más profunda si los pacientes diagnosticados son niños y adolescentes.

Uno de los aspectos más interesantes se resaltó en una charla realizada por la Lcda. Maritza Bendayán la cual giró sobre la importancia fundamental de suministrar a las personas con Diabetes la información más completa y la educación más adecuada sobre todo lo referente a su condición y sus posibles complicaciones; de allí el rol trascendental de un enfoque multidisciplinario para ayudar al paciente a enfrentarse a la diabetes y asumir con responsabilidad el manejo de esta condición y su tratamiento. La Lcda. Bendayán de igual manera, hizo referencia a las consecuencias que las emociones tienen sobre el funcionamiento del organismo y cómo estas afectan al individuo con diabetes, refirió la importancia de la psicoterapia, bien sea individual, familiar o de grupo y de esta manera permitir que el individuo con diabetes logre cambiar su percepción y su respuesta a las situaciones que producen estrés.

Otra charla llamada *"Mi hijo y yo quisiéramos saber..."*, fue realizada por la Dra. Cecilia Carriles en este mismo encuentro, quien contestó exhaustivamente las preguntas más frecuentes de padres e hijos con diabetes, en la cual habló sobre las nuevas insulinas, mediciones, nuevos métodos, monitoreo continuo, trasplantes de páncreas entre otras cosas. Permitió que las personas que asistieron salieran con una visión más clara de la realidad y las alternativas que se están desarrollando para contrarrestar dicha enfermedad.

Al finalizar la Dra. Capriles las licenciadas Mendoza y López compartieron su experiencia relacionada a la *"Respuesta del individuo con diabetes a su médico"*, la cual no resulta ser la mas adecuada, debido a que cada individuo describe motivos y situaciones muy diferentes la una de la otra. Las ponencias se complementaron con testimonios de familiares que tenían enfermos con diabetes en su seno.

"La Edad de la Rebeldía" representó otra charla presentada por la Dra. María Inés Silva de Casanova, y esta conferencia trajeron como consecuencias la más profunda atención de los padres de adolescentes con diabetes. Al finalizar la Doctora expresó que es necesario ayuda profesional para manejar correctamente la situación que experimentan los adolescentes de rebeldía, rabia, tristezas, entre otros, sugiriendo terapias familiares multidisciplinarias, en la que intervengan médicos, nutricionistas, psiquiatras o psicólogos, trabajadores sociales. Este equipo de profesionales, junto con

los padres y los maestros logrará hacer del joven con diabetes un individuo seguro, responsable, disciplinado, exitoso en todo lo que se proponga y capaz de mirar con optimismo hacia el futuro.

Habiendo culminado el ciclo de charlas por parte de los profesionales en el área psicológica y médica, se realizó posteriormente una *"Mesa redonda de Familiares y Profesionales con la Diabetes"* en la cual participaron familiares de personas con diabetes quienes dieron aportes significativos, compartiendo las experiencias de cómo sobrellevar la enfermedad crónica de un familiar cercano, algunos padres aconsejaron sobre cómo controlar y evitar las manipulaciones y los chantajes de sus niños con diabetes.

Sin embargo, es de saber que cuando se presentan situaciones que pueden ser inesperadas, tales como muertes, bancarrota, infidelidades, ausencias, enfermedades crónicas, entre otras, puede ocurrir lo que plantea Barroso (2006) "...una sensación de pérdida total, de confusión, de vaguedad y falta de estar en algo", ocurriendo lo que él denomina destriangulización y desarraigo de su propia realidad, lo que quiere decir que la familia es como un triangulo especial compuesto por un padre, una madre y un hijo, quienes mantienen vínculos que permiten arraigarse a través de las experiencias que tienen juntos, logrando la conciencia de tener familia, de pertenecer a un grupo específico que tiene nombre e historia; ahora bien, cuando los triángulos se rompen, por la razón que sea, sucede lo que este autor denomina destriangulización, que puede reconocerse como resultado de una actitud negativa. Por supuesto, estos resultados se presentan cuando las personas tienen lo que Allport reconoce como experiencias que ejercen una influencia en la conducta.

Apoyando este punto de vista, Díaz (2000), realizó una investigación que resalta la importancia de la Orientación Familiar para padres de Niños que padezcan enfermedades crónicas, bajo la perspectiva de la metodología Constructivista, La información se obtuvo a través de la recopilación testimonial de expertos sobre la materia, así como el levantamiento de una historia de vida que permitió establecer aseveraciones que asocian reacciones primarias de la familia nuclear y extendida a seis cuadros emocionales base: sufrimiento, tristeza, presión existencial y sentimiento de solidaridad.

En el año 2000 la Dra. María Laura Eandi, quien es médica del Staff del servicio de Nutrición y Diabetes del Hospital General de Niños "Dr. Pedro de Elizalde" ubicado en Buenos Aires, Argentina; participó en un evento llamado "Psiconeuroinmunoendocrinos de Diabetes" con la finalidad de describir cómo impactan sobre el paciente las características de la enfermedad y de su tratamiento, las emociones que generan y el rol de éstas en el curso y la evolución de la enfermedad. La Dra. Eandi además de presentar un panorama específico de las complicaciones físicas y el tratamiento a seguir, enfatizó sobre la dificultad objetiva para el logro del buen control de la enfermedad, la cual es fuente de permanente angustia para el niño y sus padres y contamina la convivencia diaria.

A través de su intervención explicó que las características de la enfermedad y el tratamiento sientan entonces las bases para el desencadenamiento de emociones negativas y un estado de estrés crónico, que puede reforzarse por las características que trae el paciente, condicionando la hiperglucemia y el mal control crónico, que incentivarán a su vez el estado de estrés. Así mismo verbalizó que en la clínica ella ha podido observar emociones, sentimientos y conductas que se repiten con frecuencia como el miedo, compulsión, fantasías de muerte, impotencia, baja autoestima, rabia, rebeldía.

Por otro lado, León (2000), presentó una investigación llamada Valores predominantes en familia en Crisis. Esta se realizó con el objetivo de conocer mediante un análisis descriptivo los valores predominantes en familias en crisis, basándose en los postulados de la Psicología Humanista. La población objeto de estudio correspondió a las familias asistentes a la consulta de orientación familiar dependiente del post-grado de Medicina de LUZ.

Ante esta problemática cabe destacar el trabajo realizado por Vásquez (2002), quien investigó sobre la vida cotidiana en madres que enfrentan situaciones de enfermedad inesperadas en sus hijos. La recolección de información se realizó a través de entrevistas a la madre de una niña especial y a personas cercanas a su entorno. Se hizo el análisis e interpretación por cada entrevista y posteriormente un análisis e interpretación de los resultados, concluyendo que la madre de la niña especial en su vida cotidiana le da sentido a su vida a través de su hija, y sus vivencias están determinadas por las dificultades que presenta en sus áreas recreativas, laborales, sociales y personales. Su vida cotidiana acontece a través de la rabia, la tristeza, impotencia, escepticismo, limitaciones, frustraciones, olvidando su propio crecimiento personal.

Por otro lado, durante el año 2005 se desarrollaron talleres por las endocrinólogas Sylvia Fischer y Victoria Figueroa en el Centro Médico de Clínica Reñaca en Chile, llamado "Talleres de Recuperación de salud en la V Región" con la finalidad de ayudar a las personas a responder numerosas preguntas que podrían tener por causa de los mitos sobre la enfermedad, y de esta manera lograr que las personas diabéticas aprendan a conocer su condición y construyan relaciones más sólidas con su familia, amigos y compañeros de trabajo, comunicándose más claramente y sobreponiéndose al enojo, frustración y otras emociones negativas que la diabetes les produce. Estos talleres no solamente están dirigidos a personas diabéticas, sino a personas obesas, pacientes con resistencia insulínica, síndrome metabólico entre otros.

En Lima, Perú durante el año 2005 se realizó un Campamento llamado "Campo Amigo Internacional" siendo el primer evento en la historia de la diabetes en este país, que reunió a 13 países, principalmente de Latinoamérica, Estados Unidos, Francia y Australia. Este evento se organizó con la finalidad de capacitar a los jóvenes diabéticos líderes para continuar con la labor de autoayuda, instrucción y liderazgo en sus respectivas instituciones, con el afán de reunir a la comunidad diabética, para promover la cooperación mutua nacional e internacional.

Este grupo de jóvenes totalmente desconocidos compartieron vivencias, emociones, intercambios socioculturales y forjaron grandes lazos de amistad en el CAI, permitiendo que éstos comprendieran la realidad de la diabetes en el mundo y demostrándoles que no eran los únicos que padecían la enfermedad y que no están solo para enfrentar el tratamiento de la diabetes.

Las enseñanzas impartidas durante el CAI se materializaron en este campamento al cual llegaron niños y niñas peruanas a aprender más sobre la diabetes, autocontrol y sobre todo el sentir que *"se pueden realizar los sueños y metas"*, siempre y cuando reconocieran su responsabilidad ante la enfermedad.

Otro estudio realizado en la Universidad Autónoma ubicada en la Ciudad de Bucaramanga- Colombia, fue el de Leonardo, A. y col (2010), en el que se buscó examinar el efecto de una intervención psicosocial orientada hacia el desarrollo de actitudes y afrontamientos emocionales e instrumentales del paciente hipertenso y diabético de su nueva condición a través del desarrollo de estrategias de afrontamiento emocional e instrumental y confrontación de creencias sobre la enfermedad, lográndose desarrollar habilidades de afrontamiento emocional e instrumental en los pacientes intervenidos en áreas tales como el control de la ira, hábitos alimenticios saludables, adherencia al tratamiento, con el fin de que su impacto resulte ser de mayor alcance.

Los padecimientos crónicos repercuten sensiblemente en el bienestar y la calidad de vida de quienes los padecen y de sus allegados. En el caso de los diabéticos se ha informado de mayores niveles de depresión, ansiedad, baja autoestima y sentimientos de desesperanza y minusvalía (Bradley, 1997).

En Cuba la historia de la labor del psicólogo de la salud es muy amplia en la atención a adultos en las instituciones, no ocurre así en el caso de los niños y adolescentes (Lorenzo, Alba y Rodríguez, 2005). Precisamente por ello, la investigación de la enfermedad crónica en la infancia constituye un reto indiscutible para la Psicología de la Salud que debe profundizar la labor en este campo e ir formulando un discurso científico en la medida que se conforma en la práctica. Así la investigación y la teoría surgen del accionar cotidiano del profesional de la Psicología que se mueve en el campo de la salud y la enfermedad en la etapa infanto-juvenil.

El niño vive su proceso de crecimiento, desarrollo y maduración acompañado por una enfermedad que lo entorpece y desestabiliza. La familia encargada de su socialización, le impone limitaciones a su vida diaria, que unidas a las dificultades que presenta para un desempeño escolar adecuado, le marcan una vivencia de ser diferente.

De esta forma aparece el niño afectado por la enfermedad en sí y todo aquello que concomita con esta, de manera objetiva y subjetiva, lo cual constituye una carga muy pesada por su escasa madurez, influyendo de forma negativa en la conformación de su estilo de afrontamiento. Para atender al niño con enfermedad crónica es necesario concebir el sistema niño y familia, que interactúa y establece relaciones recíprocas, adicionándole otros factores, tales como: el tipo de enfermedad, los servicios de salud, la escuela y la comunidad. (Martínez, 2001)

La investigadora Rodríguez (2003), estudia los conceptos y actitudes del niño asmático y su familia, considera que el niño asmático percibe su vida como normal y únicamente se siente enfermo cuando aparecen los síntomas; es por ello que no se aprecia el concepto de cronicidad claramente definido, ya que vivencia la crisis como un estado episódico que le provoca angustia, sensación de riesgo o cercanía a la muerte y necesidad de buscar ayuda por sentirse desvalido.

En esos momentos la madre ocupa un lugar muy importante por ser quien toma las decisiones correspondientes. La percepción del niño de los fármacos depende básicamente de la actitud del maestro, si asume la medicación como algo normal, él la ve de igual forma, si asume una actitud negativa, el niño se esconde para medicarse y lo ve como algo bochornoso que lo hace diferente a los demás. Algo muy importante es que el pequeño va integrando los llamados controles ambientales a su vida diaria y solo los percibe como limitaciones si interfieren sus actividades sociales. Esta autora puntualiza que los elementos que integran el concepto de enfermedad crónica en el niño son: la frecuencia de lo síntomas, las limitaciones, las conductas de evitación y las visitas al médico. No incluye la necesidad de medicación.

Vieira y García (2002), realizaron un estudio exploratorio descriptivo utilizando metodología cualitativa con el objetivo de conocer la experiencia del niño y adolescente con enfermedad crónica. Los resultados demuestran que los niños y adolescentes han modificado su vida por las frecuentes hospitalizaciones, por los límites dictados por la enfermedad y su tratamiento, ocasionando cambios especialmente en el proceso de escolarización. Consideran que es importante que los profesionales de la salud conozcan sus demandas y las incorporen al plan de cuidados, realizando una intervención efectiva para promover salud en su crecimiento y desarrollo. Refieren además que la enfermedad crónica lleva al niño a cambiar sus hábitos de vida, porque debe aprender a cómo hacer su tratamiento y a vivir con los síntomas. Se sienten amenazados por la enfermedad y sus vidas pasan a ser dirigidas por ella.

El primer impacto es conocer que está enfermo y luego aparece tristeza, angustia, al mismo tiempo que comienza para él una peregrinación de un centro de salud a otro en busca de la confirmación del diagnóstico. Rechaza la hospitalización, aunque el niño de un medio socioeconómico pobre lo ve como un lugar donde puede lograr algunas distracciones. Consideran que la enfermedad crónica significa restricciones, limitaciones físicas, alimenticias y sociales. Refieren estas autoras que deben crearse estrategias que minimicen el estrés que provoca una enfermedad crónica. Los niños sienten la enfermedad crónica en un sentido negativo, debido a que los aparta de su rutina diaria, les trae desajustes escolares por sus frecuentes ausencias a clases y las diferencias con otros alumnos dañan su autoestima.

Refiriéndose específicamente a los adolescentes, expresan que este grupo da mucha importancia a todo lo que pueda modificar su autoimagen, no les agradan los comentarios de que están enfermos y esto disminuye su autovaloración. Estas autoras hacen una revisión exhaustiva sobre el tema que resume casi todo lo investigado en las tres últimas décadas del pasado siglo.

Steinhauer (1974), considera que toda enfermedad crónica en el niño representa una crisis para la familia ya que se enfrenta a una serie de tensiones, exigencias emocionales y demandas que impondrán una carga en las relaciones dentro de la unidad familiar.

Menciona como factores que influyen en la reacción de la familia la gravedad de la dolencia y la disponibilidad de un tratamiento eficaz, edad de comienzo de la enfermedad y del diagnóstico, presencia de alteración emocional previa, naturaleza y efecto de la propia enfermedad, presencia o ausencia de hermanos afectados, hospitalizaciones y método quirúrgico, costo y aumento de gastos, efectos del tratamiento en casa y restricciones en la vida familiar. Considera que deben ser tratadas las reacciones emocionales de la familia y los mecanismos de defensa que sus miembros utilizan, incluyendo las reacciones de la comunidad y el aislamiento de los padres del medio social.

Steinhauer (1974), resume las reacciones de la familia especificando la existencia de una crisis inicial, definiéndola como fase de desorganización, en la que pueden aparecer soluciones como la aceptación realista del padecimiento del niño y sus limitaciones, adaptándose la familia progresivamente a los sentimientos generados por la enfermedad volviendo a la armonía o una cronicidad de la crisis en la cual nunca se acepta de forma realista la enfermedad y sus limitaciones y la familia permanece en estado de desorganización emocional, lo cual los puede llevar a la disolución.

Un clásico de la Psicopatología Infantil, Ajuriaguerra (1987), plantea que no hay un perfil propio de personalidad para cada tipo de enfermedad crónica, aunque por su naturaleza y los cuidados que precisa, algunas afecciones suscitan cambios o vivencias particulares (diabetes insulino-dependientes, insuficiencia renal crónica, entre otras). Explica que el nivel intelectual de estos niños es habitualmente igual al del sano; sin embargo este autor encontró un coeficiente intelectual algo más bajo en el cardiópata y en el diabético, cuando la enfermedad se ha iniciado antes de los 5 años, considerando como responsables de esta situación la hospitalización prolongada, la hipoxia y la existencia del coma diabético.

Leventhal (1984), considera que vivir con una enfermedad crónica, adaptado a ella, puede ocasionar un problema muy serio para el niño y su familia. Puntualiza que es necesario al realizar la evaluación del paciente tener en cuenta: la importancia de la enfermedad y sus complicaciones, las consecuencias físicas y psíquicas de esta, las alteraciones en su crecimiento o su imagen corporal, las repercusiones de la enfermedad sobre la conducta del niño en su casa, con sus amigos, en la escuela y la adaptación que ha hecho a su enfermedad, su nivel de comprensión y su autovaloración.

El investigador Patterson (1995), apunta que la enfermedad crónica en el hijo altera la familia y presenta cambios en sus patrones de comportamiento, especifica que la madre sobreprotectora, demasiado apegada al hijo, tal vez intente asegurar que se satisfagan sus necesidades médicas y trate de compensar la culpa, el dolor y el sufrimiento; esto hace que se aleje del padre y éste último de su hijo, porque para él es muy difícil satisfacer las exigencias emocionales que le provoca la enfermedad y su estilo de afrontamiento es aumentar su trabajo, evadiendo la realidad.

Galdó (2000), precisa que si el equilibrio familiar previo a la enfermedad es lábil, este se rompe, la ansiedad y el estrés de una enfermedad en el hijo son una sobrecarga emocional que no supera una familia disfuncional. Considera que los niños enfermos llevan a los padres a crisis económicas, la madre se sobrecarga de tareas domésticas y no puede aportar económicamente a la familia.

Karnblit (1995), por su parte puntualiza que se pueden diferenciar los grupos de familia con niños que padecen de enfermedad crónica de los que se enfrentan por primera vez al diagnóstico del trastorno, los que se desorganizan ante este, los que se reorganizan de forma patológica y los que lo hacen adecuadamente. Esta autora argumenta que lo más importante en el nivel de reorganización es lograr que la familia se dirija hacia un tipo de reestructuración que posibilite el crecimiento de sus miembros, pero debe ser la familia misma la que encuentre su rumbo más efectivo.

Los recursos que la familia puede poner en práctica frente a la situación de un miembro enfermo son fundamentalmente la capacidad organizativa, la cohesión, la adaptabilidad y la apertura interna. Estos factores influyen a su vez en la posibilidad de que el medio ambiente pueda ser activado por la familia para contribuir al enfrentamiento de la situación crítica.

Karnblit valora los recursos psicológicos que deben ser activados para poder establecer un equilibrio en el funcionamiento familiar, algo muy positivo porque da fórmulas para posibles soluciones.

La investigadora cubana Louro (2005) especifica la enfermedad crónica como una dimensión a valorar en su modelo de salud familiar, por considerarla como parte de los procesos críticos de este grupo primario. Esta autora añade que existe una relación muy directa entre el funcionamiento familiar y la enfermedad crónica de uno de sus miembros, destacando que este incluso puede influir en la aparición o descompensación del padecimiento.

Clavijo (2002), coincide en el impacto que la enfermedad crónica de uno de sus miembros provoca en la familia, incluyéndolo entre las 25 fuentes más importantes de estrés y crisis familiares.

Roca (2006), señala que la enfermedad crónica significa una crisis no normativa para la familia que se afecta seriamente en su dinámica y funcionamiento. La enfermedad crónica en uno de sus miembros demanda cambios y su impacto conduce a una reestructuración del funcionamiento familiar, cada miembro se verá desbordado por el estrés generado, lo que pone en peligro su calidad de vida. Para sobreponerse, la familia debe adoptar una postura de crecimiento a pesar de los inconvenientes.

Añade que cada enfermedad crónica demanda desafíos y posturas diferentes por lo que es indispensable tomar en cuenta el tipo de enfermedad y no olvidar la connotación bio-psico-social del ser humano y su determinación cultural presente en cualquier aspecto de vida de las personas incluida la situación de la enfermedad. La postura de la familia ante la enfermedad crónica de uno de sus miembros parece resultar decisiva para optimizar la salud, el bienestar, la calidad de vida del enfermo, tratándose de un complejo proceso en que no sólo es importante tomar en consideración la edad del paciente, el tipo de enfermedad y su grado de limitación y pronóstico, sino también importantes factores socioculturales como las creencias y prejuicios en torno a la enfermedad.

Continúa este autor precisando que las enfermedades severas, que imponen una seria amenaza de la calidad de vida del individuo y su familia requieren de una dosis de resiliencia, que consiste en una postura activa y un aprendizaje para vivir tan bien como sea posible a pesar de nocivas, persistentes y hasta crecientes condiciones de amenaza. Concluye que es necesario sobreponerse y crecer aún con inconvenientes. (Roca, 2006)

Osorio, Bazán y Paredes (2006), señalan que los padres de los niños con enfermedades crónicas tienen serias dificultades para afrontarlas, explican reacciones que comienzan por shock, seguida de ansiedad, pena, ira, hostilidad e incredulidad, sentimientos de culpabilidad acompañados de soledad, fracaso, desesperación, el padecimiento del niño puede ser vivido como un castigo divino o una falta. Describen además que los padres sienten temor a la reacción del niño y a la perspectiva de afrontar la muerte de este último.

Incorporan a este estado afectivo negativo, cólera y hostilidad contra la enfermedad, los cuidadores (médicos especialistas, enfermeras y laboratoristas), los otros niños, el mundo y hacia Dios.

Durante las primeras semanas siguientes al diagnóstico, no son raras las reacciones ansiosas (tensión, rumiación, pánico) y depresivas (tristeza, disminución de la energía, problemas de concentración, del apetito y el sueño), de intensidad media o severa, y muchos padres afirman que la enfermedad de su niño los ha cambiado durante mucho tiempo, arrastrando un cambio en el sistema de valores y un cierto decaimiento del humor, siendo muy difícil la vuelta a la normalidad.

Concluyen que a pesar de los avances científico-tecnológicos de las ciencias médicas, la mayoría de los padres siguen asociando el diagnóstico de una enfermedad crónica (cáncer, hemofilia y otras) como sinónimo de muerte. (Osorio, Bazán y Paredes, 2006).

Esta autora coincide con estas investigadoras en la observación de estas conductas ante el diagnóstico de la enfermedad del niño, y considera necesario esperar que transcurra algún tiempo desde que lo reciben hasta que se adapten. Lo primero que debe hacer el terapeuta es apoyarlos, pues la familia después de recibir el diagnóstico hace una gran resistencia seguida de una reacción de duelo por la pérdida de la salud y de los proyectos que se había trazado con su hijo, posteriormente es que se puede comenzar a orientar e intervenir. (Quiñones, 1997)

Los investigadores Lorenzo, Alba, Rodríguez y Vargas (2005), también se detienen a analizar la familia del niño con una enfermedad crónica, detallan la crisis que se origina y señalan como factores mediadores del impacto de la enfermedad del niño sobre la familia: la edad de los padres, sus antecedentes religiosos, culturales y educacionales, el número de hijos, el estado socioeconómico y el apoyo social percibido. Complementan estos aportes señalando que conjuntamente con los sentimientos de culpa, miedo y pena que provoca la enfermedad del hijo, los padres deben hacer frente a los problemas de la vida cotidiana como son el funcionamiento del matrimonio, el ajuste financiero, la participación en actividades sociales y laborales, conjuntamente con la atención a los otros hijos y al resto de la familia.

Como puede apreciarse, este tema ha sido tratado de forma específica por diversos autores y debe ser considerado para dimensionar un modelo de atención a niños enfermos. Para tratar a un individuo enfermo es necesario centrarse en el contexto familiar, valorar todos los recursos disponibles por parte de la familia, así como valerse de esta como un gran sistema de apoyo que puede contribuir al restablecimiento de la armonía perdida. Con el niño enfermo crónico es fundamental asistir a cualquier miembro de la familia que por estar al tanto del paciente puede sentirse extenuado o desarrollar una depresión o ansiedad reactiva.

La enfermedad ha sido calificada como un estresor que desencadena una crisis en la familia como sistema y es importante el manejo de esta ya que es necesario reorganizarla y lograr que cumpla sus funciones. La crisis va a depender siempre de la vulnerabilidad familiar.

La crisis no normativa, que provoca la enfermedad del niño en la familia, ha sido identificada desde que se comenzó a estudiar la familia del niño con dolencias crónicas, aunque no se le denominó de esta forma. Todos los investigadores comprobaron el impacto emocional que la enfermedad del niño provocó en los miembros de la familia, lógicamente porque no se esperaba esta situación en él.

Es importante la valoración de la familia de un niño con una enfermedad crónica porque se moviliza emocionalmente como un todo y puede afectarse su relación con el entorno natural y sociocultural. Cuando se analizan los problemas que afronta la familia, no pueden ser olvidados los subsistemas familiares que sufren ante la presencia de un niño enfermo. Tanto los padres como pareja y los hermanos, hacen sus crisis, entre ellos y con el paciente.

2.2. Bases Teóricas

A través de este punto se abarcó el tema de la Diabetes Mellitus como enfermedad crónica que genera en los padres actitudes hacia la misma influyendo en el hijo que lo padece, trayendo como consecuencias que éste logre o no, un autocontrol de su enfermedad por causa de las actitudes que éstos manifiestan, se pretendió encontrar una definición clara y precisa del término actitud, y la relación de este constructo con el problema de la enfermedad cuando la padece un niño dentro del núcleo familiar. Por otro lado, se cree pertinente considerar el tema de la familia como un sistema de apoyo fundamental cuando existe este tipo de enfermedades y entendiendo que sus intenciones hacia situaciones críticas como estas, deben ser bien encaminadas para que el niño logre un buen control de su enfermedad.

2.2.1.- Enfermedad de Diabetes Mellitus

Tomando en consideración las actitudes de los padres hacia la enfermedad y de ante mano todos los factores que influyen en dicha actitud, se considera pertinente explicar el por qué frecuentemente se observa en los mismos actitudes desfavorables hacia la enfermedad, ya que esta no representa una situación superficial y pasajera, comprometedora, ya que se entrelazan aspectos psicológicos, biológicos y de aprendizaje de las personas y familiares afectados por esta enfermedad crónica, trayendo como consecuencia cambios de hábitos no solo del paciente, sino de todos los que están a su al rededor.

Es por ello que se considera pertinente plantear los siguientes tópicos antes de puntualizar los cambios que se produce debido a la noticia de la aparición de la diabetes en un hijo.

2.2.2.- ¿Qué es la Diabetes?

Es un trastorno de la forma en que el organismo transforma el alimento en energía. El problema se centra en una sustancia llamada *insulina* y en su producción y utilización en el organismo (Beaser, 2005, p. 34).

Dentro del proceso completo, la comida digerida entra al torrente sanguíneo en forma de azúcares, sin embargo, si el azúcar solo circula por el torrente sanguíneo no le sirve a las células del organismo, algo hace falta para que éstas reciban el mensaje y asimilen el azúcar, es entonces cuando la insulina aparece, siendo como una "llave" que abre la cerradura de las células, y es así como estas la aprovechan obteniendo la energía necesaria para un funcionamiento normal.

Una vez que la glucosa pasa al torrente sanguíneo, circula hacia las células del cuerpo para suministrarles energía, pero la glucosa no puede entrar fácilmente a las células porque están recubiertas por una pared delgada llamada membrana, y algo debe indicarles que la glucosa está esperando entrar. Ese algo es la insulina, la cual se adhiere en la parte externa de las células en sitios especiales denominados *receptores de insulina*, una vez adentro, las células metabolizan o "queman" la glucosa para liberar energía.

Esta información es básica para que tanto el afectado como las personas que están a su alrededor asuman evaluaciones previas acordes a la realidad y en base a esto reflejen actitudes en las cuales sus creencias acerca de la misma tengan un fundamento y experiencias más ajustadas y así logren un agrado de congruencia entre sus cogniciones y sus afectos.

Ahora bien, ¿Qué ocasiona la Diabetes?; la diabetes se presenta cuando surgen cualquiera de las dos anomalías siguientes en los procesos normales ya descritos:

1. El cuerpo no produce insulina.

2. La insulina no se adhiere a las células.

2.2.2.1. Diabetes Tipo I: Diabetes Insulinodependiente

La diabetes tipo 1 es el resultado de la primera anomalía; es decir, surge cuando el páncreas no produce insulina. En pocas palabras las células beta no funcionan y a estas personas se les conoce como insulinodependientes, quienes deben inyectarse dosis diarias de insulina de una fuente externa para sobrevivir y generalmente son niños o jóvenes. No pueden recibirla por vía oral porque los ácidos del estómago neutralizan la acción de la insulina y por ello deben recibirla mediante una inyección (Beaser, 2005, p. 46).

a) La causa

La diabetes tipo I es el resultado de la destrucción de las células beta del páncreas. ¿A qué se debe? Las investigaciones realizadas en la última década acercan un poco más a las respuestas. Por ahora, sin embargo los científicos no lo saben a ciencia cierta, pero creen que la mayoría de los casos de diabetes tipo 1 ocurre cuando hay alguna anomalía en el sistema inmunológico del organismo. La función principal de dicho sistema es combatir las enfermedades produciendo anticuerpos, que son sustancias que eliminan a los microorganismos invasores, como bacterias y virus. En algunos casos; sin embargo, el sistema inmunológico se altera y destruye a las propias células del organismo. Los investigadores creen que eso es lo que sucede en la mayoría de los casos de la diabetes mellitus tipo 1 (Beaser, 2005, p. 47).

Tal información permite realizar la siguiente pregunta: ¿cómo se le denomina a la diabetes que padecen los adultos?, y la respuesta a esta interrogante es la siguiente, se le conoce como:

2.2.2.2.- Diabetes Tipo II: Diabetes No Insulinodependiente

La Diabetes tipo II es la más común de diabetes y esta presente en 90 por ciento de todo los casos. Hasta hace poco tiempo, la diabetes tipo II se conocía como diabetes de "Adulto" porque ocurre con mayor frecuencia a partir de los 40 años. En este caso las células beta pueden producir insulina, pero desafortunadamente no la suficiente para satisfacer las necesidades de su organismo. Lo más grave es que las células del cuerpo no responden en forma adecuada a la insulina disponible para permitir la entrada de glucosa. Las personas con diabetes tipo II por lo general no necesitan inyectarse con insulina para sobrevivir. Esa es la razón por la que con frecuencia se le denomina diabetes *no insulinodependiente.* Sin embargo, es posible señalar que algunas personas con este tipo de diabetes sí llegan a necesitar inyecciones diarias de insulina para mantenerse saludables (Beaser, 2005, p. 55).

2.2.3. Diabetes y Familia

Esta información detallada sobre las causas y consecuencias de la diabetes es pertinente reflejarla ya que se lograría que los padres asumieran otra actitud hacia la enfermedad, haciendo énfasis en lo que plantea Barroso (2006) quien expresa que lo extraordinario del ser humano es su capacidad de adaptación y aprendizaje. Es por ello que cuando una persona logra comprender una situación desde su esencia tiene como resultado la reestructuración de sus pensamientos, sentimientos y disposiciones. Esta versatilidad es parte de la riqueza y profundidad de la persona y lo que le da su carácter, tan distinto de todo otro ser, ante las dificultades y obstáculos. Cuando un niño tiene un modelaje empobrecido de sus padres, contaminados por el aburrimiento, falta de energía, la ansiedad, e temor, informaciones y creencias erradas; limitarán a su hijo en las posibilidades reales, creando su propio mundo y su propio mapa acerca de su enfermedad, asumiendo algunos pasos que Barroso (2006), plantea, tales como:

1. El comportamiento de los padres, los que cuidan al niño, permite ciertas conductas y experiencias en el niño. El punto de partida es lo que el niño ve; la conducta. Claude#*01

2. La asignación de roles es percibido y aprendido por el niño.

3. Los objetos y relaciones afectivas incorporadas en la familia, se convierten en realidad interna del niño y en su guía interna para los roles signados.

4. Guiado en grados variantes por su realidad interna, el individuo elabora expectativas de otros que lo encaminan a comportarse en ciertas formas.

5. El individuo en crecimiento, interacciona y se relaciona con otros, levantando una red social de acuerdo con su mapa interno de expectativas y opciones.

6. La persona, a su vez, cría a sus hijos de acuerdo con sus creencias, percepciones, experiencias y conductas, que han sido repetidamente verificadas en su mundo único.

Estos pasos concuerdan con lo que se ha venido explicando acerca de la influencia que tiene la actitud de los padres hacia la enfermedad de la diabetes mellitus en sus hijos. Sin embargo, al manejar la información desde una perspectiva clara y precisa se podría obtener resultados más idóneos y positivos al asumir actitudes favorables.

Existe la necesidad de crear un Centro de Atención integral que se ocupe de la prevención, asistencia, tratamiento, rehabilitación e investigación, tanto para el beneficio e integración de los niños, como para propiciar su convivencia armónica y definitiva a nivel social. También se puntualiza que el contexto familiar se ve sometido a experiencias que producen una polarización que tensa las relaciones y modos de transición entre sus miembros, generando tendencias a la separación y/o fortalecimiento de la relación de pareja. Por esto se requiere la apertura a procesos de ayuda que posibiliten el ajuste a una situación reformista de la dinámica de la familia, que ha de canalizarse según cada caso. Por otro lado, resulta fundamental la intervención del orientador como agente comprometido con la evolución humana, e integrado a un equipo de trabajo multidisciplinario de concepción holístico-Sistémico.

Ante esta investigación se puede observar que la necesidad de una atención integral que incluya el aspecto emocional es indispensable para el buen funcionamiento de la dinámica familiar. Así mismo, se reconoce que la convivencia con un niño que padezca enfermedades crónicas implica un estado de trascendencia cargado de emotividad, espiritualidad y amor pleno por parte de quienes están a su alrededor, por lo tanto, se considera pertinente el servicio de un profesional de ayuda en este caso un orientador que maneje información detallada sobre las enfermedades y sus consecuencias.

El siguiente estudio se considera pertinente reflejar, puesto que al presentarse dentro de las familias alguna crisis, en este caso relacionada con alguna enfermedad crónica es indispensable conocer hasta que punto los valores juegan un papel importante dentro de las familias, y cual es son los más arraigados entre los miembros para asumir una situación de esta índole, por supuesto partiendo de todos aquellos conocimientos que se tengan sobre la enfermedad los cuales influyen determinantemente en los valores y creencias de las mismas.

En general, la actitud que asuman los padres ante la enfermedad de la diabetes mellitus está influenciada por muchos factores, entre ellos las creencias, valores, principios, ideas, sentimientos, disposiciones e intenciones que tenga la persona los cuales pueden ser manifestadas a través de la conducta como también puede darse lo contrario. No obstante, lo importante es saber manifestar la actitud más idónea ante las situaciones encontradas.

Uno de los acontecimientos más traumáticos en el seno familiar sin duda es la aparición de una enfermedad crónica cualquiera que esta sea., causa el desequilibrio emocional de toda la familia. Ante el diagnostico de un trastorno como la *Diabetes Millitus*, con su condición de cronicidad debido a que la misma exige modificaciones en todos los hábitos del paciente y en el modo de vida de la familia, resulta que el factor común de todas estas situaciones es la necesidad de cada miembro de la familia se adapte al cambio y adopte nuevas normas dentro del desarrollo de los integrantes de la familia.

Sin embargo con estos cambios adaptativos aparecen nuevos riesgos para otros miembros de la familia. Lo que puede afectar a su vez el niño enfermo. Quien en poco tiempo se desarrollara como adolescente en la sociedad y ello causara la etapa de la rebeldía, que en la mayoría de los casos resulta ser una situación de autonegación a padecer la enfermedad. Esta actitud es muy común en los menores de edad y es aquí donde los padres de estos niños deben enfrentar el hecho de relacionarse con otros padres que pasean el mismo problema que su hijo, no esa fácil enfrentar la enfermedad a ninguna edad pero el niño y el adolescente poseen un grado de rebeldía a la misma, mayor que cualquier adulto que le es fácil entender que de ahora en adelante su calidad de vida dependerá de su valor y honestidad consigo mismo para enfrentar la enfermedad.

Cuando un menor es diagnosticado paciente diabético *tipo I* esto sitúa al sistema familiar ante una situación nueva e inesperada. Conlleva la carga emocional de una enfermedad que nunca se curara, y que precisa tratamiento para siempre; en los hábitos de vida, tanto en el sentido diabético como en el del ejercicio físico con las complicaciones físicas (difusión eréctil, retinopatía, artropatía, entre otros) que pueden ir surgiendo, originando una incapacidad que sobrecargar aun mas el sistema. La familia procesara todo esto según su propio conjunto de creencias acerca de la enfermedad y las experiencias previas que posea en el cuidado de pacientes diabéticos, sobre todo en relación con acontecimientos dramáticos e impactantes como ceguera, amputaciones, ulceras, entre otros.

En muy pocas enfermedades esta tan condicionado el éxito terapéutico de la actitud del paciente, de la dinámica de la familia y la relación orientador/paciente como en la diabetes.

La necesidad de programas de educación para la diabetes en menores de edad y sus familiares, es el pilar fundamental para logra un cambio positivo en la actitud de el núcleo familiar así lo expresa Miller (1972), sus estudios demostraron la eficacia de la educación en la prevención de complicaciones agudas de la *Diabetes Millitus*, cuyas complicaciones pueden oscilar entre hipoglucemias severas, comas cetoacidóticos, comas hiperosmolares y consultas de urgencia por pie diabético, en la actualidad numerosos trabajos realizados en España en el centro de Diabetes Millitus Infantil han demostrado que la educación para la prevención de crisis diabéticas ha logrado eliminar por completo la amputación de extremidades inferiores en los cuerpos de los niños.

Sin embargo esta educación debe estar diseñada para cada tipo de diabetes, debido a que no todos los casos de la enfermedad son exactamente iguales.

2.2.4. Estar alerta frente a la Diabetes Mellitus

Los padres tienen una tendencia natural a oscilar, frente a las enfermedades, entre dos conductas extremas; o piensan que eso les pasará a otros y nunca a ella en su seno familiar derivado la mayoría de las veces por sus creencias filosóficas, religiosas y sociales, por lo que se angustian ante cualquier signo extraño que ocurra es su cuerpo físico. Como todas las actitudes extremas, estos dos polos de conducto obviamente desaconsejables. La menor y más inteligente actitud es considerar que no son seres invulnerables pero tampoco son tan frágiles para que todo nos pueda alterar gravemente.

2.2.5. Definición de Actitud

Es importante resaltar que la actitud es un constructo manejado por muchos autores que tratan de aclarar su significado y complejidad.

Si bien es cierto, el tema de las actitudes representa un papel importante en la psicología social. En tal sentido, en estas definiciones se podrá reconocer que existe entre cada una de ellas aspectos o características que se reiteran y que de alguna manera se orientan hacia una definición que incluiría algunos componentes esenciales que abarca el término "Actitud" y de los cuales se hablarán en los siguientes párrafos.

Primeramente se planteará la postura que maneja J.F. Morales (2007), quien define la actitud como "un estado mental y neural de la disposición a responder, organizado a través de la experiencia y que ejerce una influencia directiva y/o dinámica de la conducta" (citado por G. Topa y otros, 2003). Ante esta definición se puede afirmar que todo ser humano presenta disposiciones o intenciones hacia situaciones dadas, y que estas se dan por el cúmulo de experiencias que se tengan acerca de la misma.

En tal sentido, desde el problema planteado anteriormente; el cual se relaciona con la actitud de los padres hacia la enfermedad de la diabetes mellitus en sus hijos, es necesario acotar que en toda familia existen situaciones positivas y negativas que pueden ser afrontadas y vivenciadas por todos los miembros de la misma para el mantenimiento de su propio sistema.

Por otro lado; Allport (1967), explica que el concepto de actitud surge con los planteamientos de Strauss en 1945, para quien el concepto de actitud no fue abordado como un concepto psicológico técnico, sino un concepto de sentido común, lo cual provocó que, en un primer momento, la actitud sólo se refiriera a su función referencial, es decir, a la disposición adquirida por las personas de un medio social determinado, en función de la opinión favorable o no de los sujetos hacia un objeto.

En este momento, la actitud era solo considerada como una disposición afectiva y valorativa, lo cual provocó el surgimiento de diversidad de puntos de vista, la mayor parte de ellos coincidente en la definición de las actitudes. Allport (1967), define la actitud como un estado mental y neutral, el cual crea una disposición para responder, organizado por la experiencia directiva o dinámica, sobre la conducta respecto a todos los objetos y situaciones con los que se relaciona.

Esta definición resalta que la actitud no es un comportamiento actual, es una disposición previa, es preparatoria de las respuestas conductuales ante estímulos sociales. Por su lado, Rodríguez (1999), asevera que la actitud hace referencia a los sentimientos, pensamientos y conductas de las personas que configuran una predisposición psicológica hacia un objeto actitudinal. Además, Paricoto (2003), afirmó que la actitud es el conjunto de sentimientos, creencias y tendencias de un individuo que dan lugar a un determinado comportamiento.

Se define como un estado interno que influye o modifica la relación realizada por la persona; las actitudes constan de los comportamientos afectivos (emocionales) aspectos significativos e influyen de manera profunda en las diferentes acciones del ser humano.

A su vez, Swar (1986, citado por Paricoto, 2003), define la actitud como una respuesta orientada a una disposición intelectual emotiva para actuar de ciertos modos. Con este concepto el autor manifiesta que la actitud es la manera de actuar de diferentes maneras por un individuo o un grupo de personas.

Suárez (1986, citada por Paricoto, 2003), indica que la actitud es una tendencia a responder positivamente o negativamente a ciertos objetos. Por su lado, García (1978, citado por Paricoto, 2003), manifestó que la actitud es la predisposición relativamente duradera, a favor o en contra de determinados objetos. Toda actitud está matizada emocionalmente, es decir, tiene una carga de afectividad. Este concepto da a entender, que la actitud es un impulso psicológico que puede cambiar en el transcurso del tiempo.

También, Salazar (1998), enunció un concepto de actitud, afirmando que comprende la predisposición del individuo hacia determinados objetos o metas, designando un conjunto de creencias, sentimientos y conductas, todos relacionados entre sí y organizados en torno a un objeto o situación. De igual modo, Rodríguez (1998), manifestó que las actitudes hacen referencia a los sentimientos, pensamientos y conductas de los individuos, los cuales configuran una predisposición psicológica hacia un objeto actitudinal. Aunado a esto Pablo Tapia plantea que la actitud "es una disposición a actuar cuando aparecen las circunstancias" (citado por R. Mendoza, 2004).

Basándose en lo que estos autores expresan, entonces es de esperarse que el encontrarse con la noticia de que un hijo padezca una enfermedad crónica puede generar en los padres disposiciones que permiten evaluar la situación experimentando pensamientos, sentimientos, y posiblemente conductas hacia lo que están enfrentando, que muchas veces pueden ser descontroladas o meramente no acordes a la realidad que enfrentan, claro que estas actitudes no se generan de manera incierta, ya que para que esto suceda se deben tener vivencias previas que conducen a las personas involucradas hacia una disposición, basadas en este caso en familiares que hayan padecido la enfermedad y que la experiencia haya sido traumática o puede que no.

A través de este estudio realizado por Tapia desde una visión fenomenológica y muy vivencial, se puede reafirmar que cuando en una familia se presenta la noticia de una enfermedad en un hijo, la vida de cada uno de los miembros cambia y gira en torno a la persona que lo padece, dejando como resultado una transformación de pensamientos, sentimientos y comportamientos muchas veces negativos que afectan a todos los que están involucrados con la enfermedad, sin olvidar que este ambiente, el cual es nuevo para todos afecta igualmente la vida del que padece la enfermedad de manera muy radical y trae como consecuencias un desajuste en todas las personas involucradas.

Sin embargo, existe la posibilidad de impartir en estos casos y otros que ameriten situaciones de enfermedad crónica una metodología grupal mediante la técnica de grupo operativo que plantea Pilar Santamaría Cáceres quien es diplomada en Enfermería y profesora asociada de la escuela de Enfermería de la Universidad de Alcalá de Henares, Madrid (2003). Ella publicó un artículo en "Metas de Enfermería" llamado La Terapia de grupo como herramienta de trabajo en la educación sanitaria de los pacientes con Diabetes Mellitus para conseguir que los enfermos, específicamente con Diabetes y sus familiares desarrollaran un mejor control sobre la enfermedad, mejorando sus conocimientos sobre la misma, aumentando el nivel de aceptación y mejorando sus habilidades en la práctica de los autocuidados necesarios para llegar a ser lo más autosuficiente posibles.

En este análisis de trabajo grupal se pudo comprobar: aumento de conocimientos sobre su enfermedad (alimentación, autocuidados, complicaciones y tratamiento); desdramatizaron y mayor aceptación de la enfermedad (mayor satisfacción); mayor confianza en el control de su enfermedad.

En este artículo publicado por la autora se puede percibir claramente que es necesario que las actitudes tengan una misma dirección hacia el objeto, es decir que los elementos cognitivo, afectivo y de tendencia a la acción en este caso hacia la enfermedad de la diabetes mellitus se dirijan de igual manera, ya que esto permitiría que el resultado sea cónsono y exista probabilidades de una actitud o bien sea positiva o negativa, así mismo se refleja que la intensidad de la actitud es proporcional, por lo tanto existiría mucha información positiva hacia la enfermedad, al igual que una reacción positiva que refuerza el elemento anterior, igualmente con un ejemplo contrario.

Aunque el caso anterior es meramente puntual hacia la enfermedad de la diabetes a través de este artículo que refleja la importancia del tratamiento grupal en familiares, se puede observar en primer lugar el reconocimiento que se hace sobre la atención integral del paciente que padece esta y cualquier otra enfermedad encontrando resultados efectivos ante el abordaje fisiológico, alimenticio y sobre todo psicológico. Así mismo se corrobora que "el trabajo en grupo posibilita el intercambio de experiencias y conocimientos entre los participantes, fomenta el cambio de actitud ante la enfermedad e incrementa la motivación para ejercer los autocuidados, además de capacitar a los enfermos para ser más responsables y autosuficientes de sus enfermedad" (Santamaría, 2003).

No obstante, se hace necesario entender que las actitudes hacia las enfermedades en su mayoría son negativas, puesto que son colecciones de cogniciones, creencias, opiniones y hechos (conocimientos), incluyendo las evaluaciones (sentimientos), que se relacionan y describen a un tema en su objeto central, formando parte de dichas disposiciones que se traducen en actitudes hacia ese objeto evaluado (Sears, Freedman y Smith, 2000 citado por Rodríguez, 2003).

Lo que permite pensar que las actitudes de los padres hacia una enfermedad crónica, específicamente Diabetes mellitus es formada por ese cúmulo de conocimientos, sentimientos e intenciones previas que en muchas ocasiones pueden perjudicar el buen autocontrol de la enfermedad en el niño, ya que éste al observarlos puede identificarse con ellos modelando su actitud negativa y asumiéndolas como propias dentro de su triangulo; el cual es muy importante para sí mismo. Barroso (2003), piensa que "el niño dentro de su triangulo observa las cosas que realizan, oye las cosas, se percata que hace cosas y todas ellas tienen un valor de verdad absoluta para el, esto hace que "mil conductas y comportamientos se anclen a través de un modelaje diario" (p. 345).

Por tal motivo, se considera pertinente entender que la actitud que los padres demuestren hacia la enfermedad tiene un alto valor para el buen control que el niño tenga hacia la misma, y es lamentable reconocer que muchos padres a veces no se dan cuenta que sus comportamientos ejercen una presión sobre el niño quien está "ávido de aprender, saber y ubicarse a través de gestos, tonos de voz, movimientos, criterios, principios, normas, maneras de ver las cosas" (Barroso, 2003; p. 346).

Ahora bien, ante esta situación es necesario entender que la actitud incluye otros aspectos fundamentales los cuales son explicados por Fazio (2002), quien expresa que "una actitud se considera como una asociación entre un objeto dado y una evaluación dada" (p. 175) (citado por Morales y otros, 2003).

Aunque aparentemente esta definición parezca trivial y algo superficial, no es así, dado que en ella para entenderla mejor, el "objeto" representa, en este caso la enfermedad de la Diabetes Mellitus; y por otro lado, "la evaluación" equivale a aquellas experiencias, emociones, recuerdos, creencias acerca de dicho objeto y vivencias como las que se obtienen a diario a través los medios de comunicación, las normas de la sociedad y la religión que son las que le dan sentido a la asociación que existe entre objeto-evaluación, de lo contrario cuando las personas no han tenido toda esta serie de elementos significativos dentro de su campo experiencial, el ímpetu de la asociación no existiría.

En el caso de la enfermedad de Diabetes es de suponer que los padres desde antes de la planificación del nacimiento de su hijo deberían saber las posibles consecuencias que podría traer para el mismo, si existen antepasados que hayan sufrido dicha enfermedad y para esto, cada uno desde su marco referencial, tienen previos conocimientos, sentimientos e intenciones que lo impulsan hacia ciertas actitudes. Es decir, en este caso existe una fuerza de asociación entre la enfermedad como objeto y la evaluación hacia ese objeto por lo que anteriormente se explicó.

Es por ello que se considera importante que los padres mantengan actitudes hacia este tipo de enfermedades más idóneas a través de la elaboración de programas educativos como el que plantea la Asociación Catalana de Diabetes (ACD) de la Academia de Ciencias Médicas de Cataluña y Baleares, institución que realizó un artículo en el año 2005 llamado La educación Terapéutica en la diabetes tipo 1, en el cual se enfatiza la importancia de la valoración de las necesidades educativas entre las cuales se menciona el entorno familiar como núcleo fundamental que juega un rol importante en la vida de cualquier persona, esencialmente en la de una persona con enfermedad crónica. Si este entorno ayuda al enfermo, facilitará su adaptación; sin embargo, para esto es esencial que la familia entienda la naturaleza de la enfermedad, la mejor manera de controlarla y los peligros potenciales.

En general, a través de este documento se hace hincapié en tomar en consideración aspectos emocionales, conocimientos de la enfermedad y la necesidad de que un familiar o amigo debe implicarse directamente en el proceso educativo.

Ahora bien, hasta ahora se ha profundizado en las diferentes definiciones sobre actitud y la fuerza de asociación que debe existir entre el objeto y la evaluación del objeto para que se pueda hablar de actitud como tal. Cuando se ha hablado en párrafos anteriores de *fuerza de la asociación* es necesario hacer énfasis en cuanto a los procesos que intervienen en la misma para que se pueda inferir la actitud, conocidos también como *componentes* y los cuales son diferentes entre sí.

2.2.6. Naturaleza de la Actitud y sus Componentes

Paricoto (2003), afirma que es posible que en una actitud haya más cantidad de un componente que de otro. Algunas actitudes están cargadas de componentes afectivos y no requieren más acción que la expresión de los sentimientos. Algunos psicólogos afirman que las actitudes sociales se caracterizan por la compatibilidad en respuesta a los objetos sociales. Esta compatibilidad facilita la formación de valores que utilizamos al determinar que clase de acción debemos emprender cuando nos enfrentamos a cualquier situación posible.

Por otro lado, afirmó González (2001), que las actitudes se encuentran formadas por diversos componentes, tales como, afectivo, cognitivo y conductual. También, Corral (2003), expresó que en una actitud hay tres componentes y se caracterizan por la compatibilidad en respuestas a los objetos sociales. Esta compatibilidad facilita la formación de valores que se utiliza al determinar que clase de acción se debe emprender al enfrentarse en una situación en particular. En resumen, existen tres tipos de componentes en las actitudes y son los siguientes:

a) Componente cognitivo: El proceso cognitivo, se refiere a todos los conocimientos, informaciones, creencias claras, precisas y detalladas que son asociadas con el objeto evaluado; por otro lado si la evaluación se enfoca desde vivencias, rasgos temperamentales (componente experiencial) de formas muy intensas, entonces se habla del proceso, en otras palabras es el conjunto de datos e información que el sujeto sabe acerca del objeto del cual toma su actitud. Un conocimiento detallado del objeto favorece la asociación al objeto (Corral, 2003). A su vez, Salazar (1998), indicó que se relaciona con el nivel cognoscitivo o del pensamiento del sujeto, el cual se manifiesta a través de las creencias hacia el objeto de la actitud. Rodríguez (1998) agrega que el componente cognitivo, también denominado como cognoscitivo o perceptivo es la idea, la categoría utilizada y a él pertenecen primordialmente los conjuntos de opiniones, los atributos, los conceptos.

b) Componente afectivo: Son las sensaciones y sentimientos que dicho objeto produce en el sujeto. El sujeto puede experimentar distintas experiencias con el objeto, estos pueden ser positivos o negativos (Corral, 2003). De acuerdo con Salazar (1998), este componente abarca las emociones expresadas a través de sentimientos asociados al objeto de la actitud, representando el sentimiento a favor o en contra de un objeto.

Explica que las emociones son una reacción afectiva de intensidad, reconocidas a través de los sentimientos o estados anímicos que manifiestan ante estímulos externos. Este componente podría medirse a través de expresiones verbales de gusto o disgusto. En este sentido Rodríguez (1998), indica que el componente afectivo es el que ejerce mayor influencia sobre la conducta del individuo y se considera el más determinante de la actitud. Cuando las respuestas emocionales son positivas, las personas tienden a mantener las conductas que han provocado dichas emociones.

Por el contrario, cuando las respuestas emocionales son negativas, se puede llevar a cabo dos acciones diferentes. Por un lado, el individuo puede tomar consciencia de hacer frente a la conducta, la cual ha generado dichas emociones; por otra parte cuando el sujeto no tiene la capacidad para hacer frente a la conducta, puede manipular las emociones desencadenadas. En resumen, la valoración de las emociones hecha por el individuo determinará su actitud. Agregó Rodríguez (1998), que los factores cognitivos no son nada despreciables en dicha predicción, pero el componente afectivo juega un papel más destacado en las conductas.

c) Componente conductual: Es una tendencia a la acción, la cual puede presentarse a juicio del sujeto en el futuro de una situación determinada, frente a un objeto determinado. Se habla de la tendencia a la asociación, ya que no está establecido que la actitud tenga la capacidad para activar directamente la conducta. En sí, son las intenciones, disposiciones o tendencias hacia un objeto, es cuando surge una verdadera asociación entre objeto y sujeto (Corral, 2003).

Según Salazar (1998), abarca las intenciones conductuales del individuo frente a un objeto o situación, refiriéndose a la conducta potencial asumida frente al mismo. La intención conductual consiste en la tendencia reaccionar hacia los objetos de una determinada manera, estableciendo una intención conductual o componente activo de la actitud. El componente conductual puede incluir elementos como intenciones de acercamiento hacia el objeto de la actitud a través de la búsqueda de información o de rechazo a la misma, es decir, hacia la documentación sobre el objeto de la actitud; intención de acercamiento o de rechazo propiamente dicha en la cual el sujeto manifiesta una conducta pre-motora, en donde no se concreta el acercamiento pero está en disposición o no de hacerlo y la participación activa en actividades de acercamiento o evitación del contacto con el objeto de la actitud.

El componente conductual se podría medir por la observación directa de cómo la persona se comporta en situaciones específicas de estimulación. En opinión de Rodríguez (1998), los comportamientos llevan una serie de consecuencias donde se origina información continua y pueden hacer variar el mismo o la actitud. Las actitudes poseen un componente activo, instigador de conductas coherentes con las condiciones y los afectos que se refieren a los objetos de la actitud. Indica que se ha afirmado que las actitudes sociales crean un estado de predisposición a actuar que, al combinarse con una situación activadora específica desemboca en una conducta, pero no siempre se manifiesta una absoluta coherencia entre los componentes afectivos, cognitivos y conductuales de la actitud.

En general se evidencia que la actitud consta de tres componentes: cognitivo, afectivo y conductual, esenciales, que abarcan el análisis de los pensamientos o creencias del sujeto, así como también, las emociones y conductas; pudiendo ser explicada a partir de estas distintas dimensiones que están relacionadas entre sí (Fishbein y Ajzen, 1980).

Así pues toda la información y procesos mentales que manejen los padres, y demás miembros de la familia, incluyendo al que padece la enfermedad de diabetes están enmarcadas dentro del componente cognitivo, así como las emociones que frecuentan hacia la enfermedad se asocian con el componente afectivo y por ende aquellas intenciones hacia la Diabetes Mellitus se enmarcan con el componente conativo-conductual o también conocido como el elemento de tendencia a la acción. Esta analogía permite reconocer que el ser humano posee una capacidad de reconocimiento de experiencias pasadas que producen ciertas actitudes hacia ellas teniendo como consecuencias o bien resultados positivos o por el contrario resultados negativos que se mezclan por los tres componentes complejos como el cognitivo, el afectivo y el conativo-conductual.

Es necesario acotar que los componentes de la actitud deben tener una misma dirección e intensidad hacia el objeto, traspolandolo al problema planteado, se estaría hablando de que el objeto sería la diabetes mellitus, por ejemplo, una persona que tiene información inadecuada y errada sobre la diabetes tendrá ideas y opiniones definidas y puntos de vista hacia la enfermedad que serán negativas, trayendo como consecuencia una reacción emocional negativa y una probabilidad de que la persona predisponga y sus intenciones sean de rechazo hacia la misma. En este caso tanto la dirección como la intensidad son paralelas, por lo tanto existirá una actitud definida hacia el objeto.

Es necesario aclarar que los tres componentes coinciden en un solo aspecto, el cual es que todos son evaluaciones del objeto de la actitud en este caso representado por la diabetes mellitus como enfermedad; es decir, tanto los padres como otras personas involucradas con la enfermedad pueden evaluar la misma basándose en sus creencias, opiniones e informaciones, así como evaluarla desde sus experiencias, sentimientos o emociones y de igual forma desde las predisposiciones o intenciones que se tengan hacia esta. Así mismo, es pertinente aclarar que las actitudes no pueden ser directamente observadas, sino tan solo inferidas.

Estas características generales se aplican a todas las actitudes, ya sean hacia individuos (amigos, padres) o grupos de individuos (los norteamericanos, los españoles...) en tal sentido, es posible hacerse una imagen global de cómo entender las actitudes, a pesar de la variable importancia que los diferentes autores prestan a sus detalles, entendiendo con esto que algunos de ellos insisten en los aspectos afectivos y otros hacen hincapié sobre factores motivacionales y cognoscitivos, en tal sentido, si todas las actitudes tienen un componente afectivo, otro cognoscitivo y un tercero, conativo-conductual, podría esperarse encontrar una elevada correlación entre los tres componentes.

Sin embargo, esta posibilidad es relativa ya que si sucede lo contrario; es decir, que el elemento cognitivo sea negativo hacia la enfermedad, pero el afectivo es positivo, entonces la tendencia a la acción será inesperada, ya que no hay una dirección e intensidad cónsona y no se sabe cuál sea la probabilidad de tendencia.

Ante esto se debe hacer referencia a la consistencia que puede existir entre el componente afectivo y el componente cognitivo; es decir, el grado de congruencia que se puede obtener entre el afecto que surge hacia el objeto de la actitud y el conocimiento que se tiene de este. Ante esto se plantea que una persona o grupo puede tener creencias favorables hacia alguna situación dada y por ende los afectos serán positivos para que exista de este modo una consistencia entre ambos, igualmente puede suceder lo contrario ante la misma situación o ante otras situaciones del objeto de la actitud.

Tal es el caso de la investigación realizada por Romero y Celli (2001), quien hizo un estudio llamado "Actitud de las madres ante la experiencia de un hijo con Parálisis Cerebral", Dicha autora hizo énfasis en que la Parálisis Cerebral es una condición que afecta las habilidades motoras en los niños y constituye el segundo motivo de atención en los centros de desarrollo infantil del Estado Zulia.

En esta investigación la autora resaltó que dicha alteración no solo afecta al sujeto que posee esta entidad, sino a los padres y al grupo familiar al cual pertenece. Por ello, el objetivo de su trabajo se basó en determinar la actitud de las madres ante la Parálisis Cerebral de sus hijos, lo cual se realizó a través de entrevistas a madres de niños con esta alteración. Luego de haber realizado un instrumento diseñado para medir la variable actitud de los padres y sus tres componentes: Cognitivo, afectivo y comportamental, se determinó que las madres poseen una actitud positiva ante el evento que les ha acontecido. En relación a la dimensión Cognoscitiva: las madres conocen que es la parálisis, en la dimensión afectiva: se siente optimistas y esperanzadas en torno al avance de su hijo, y en cuanto a la dimensión comportamental: se observan activas ante este evento, realizando acciones que las benefician psicológicamente a ellas y a sus hijos.

La investigación realizada por Romero y Celli (2001), presenta claramente la posibilidad de encontrar a padres con hijos que padecen alguna enfermedad, con actitudes favorables ante la situación que viven, la cual es comprometedora y absorbente; sin embargo, a pesar del cambio que puede ocurrir en la dinámica familiar, es necesario saber que la familia constituye un elemento fundamental para el apoyo y ayuda del enfermo. Por lo tanto, dichos resultados permiten pensar que no solo se debe presentar una posibilidad de actitudes desfavorables, sino mantener una posición abierta a cualquier resultado donde también se pueden presentar actitudes favorables y positivas ante un evento como este.

Sin embargo, no siempre las conductas están dirigidas por las actitudes, porque puede darse el caso de que quizá los padres demuestren conductas positivas hacia la enfermedad de su hijo, solo porque existen patrones, normas sociales, costumbres como factores externos, que indican cuál debe ser el comportamiento ante una situación como esta; pero aún así la actitud quizá sea contraria, ya que puede tener ideas e informaciones desfavorables, lo que conlleva a emociones de tristeza, impotencia siendo esto relativo y por ende se presentaría lo que se conoce como disonancia cognoscitiva.

Relacionando el párrafo anterior con el tema de estudio se considera que existen otros casos donde los padres poseen conocimientos errados sobre las enfermedades crónicas que padezcan sus hijos, los cuales pueden ser en muchos casos informaciones negativas y por ende los afectos hacia ella son de rechazo, negación, ansiedad. En el caso de la diabetes se sabe que la mayoría de las personas que la padecen no mantienen un control de la misma trayendo como consecuencia en estas personas complicaciones externas e internas desalentadoras tales como: Falta *de energía, Hambre constante, Pérdida de peso, Visión borrosa y Micción frecuente y sed excesiva.*

De igual manera existen otras complicaciones a largo plazo que pueden aparecer en diferentes partes del cuerpo como ojos, riñones, nervios, vasos sanguíneos y otras áreas, pero solo si la persona que la padece no mantiene un buen control de sus enfermedad, de lo contrario no sería así. Ante estas complicaciones los sujetos se basan para poseer hacia la enfermedad "afectos" que concuerdan con lo que "conocen" y por ende se mantiene una congruencia entre sí. Sin embargo, existen casos en lo que puede presentarse lo contrario.

2.2.7. Tipos de Actitud

Al medir las actitudes, las mismas pueden ser positivas, neutrales y negativas, desde la perspectiva de Morris (2000). Así tenemos:

a) Actitud Positiva: implica un grado de favorabilidad o acuerdo respecto a la evaluación o predisposición determinada por el objeto de la actitud. Las personas con actitud positiva hacia un objeto reflejan su actitud favoreciendo al objeto, evidenciando así un acuerdo con los juicios y creencias especificas (Morris, 2000).

b) Neutral: es aquella susceptible de modificaciones, es decir, puede transformarse en positiva o negativa. Los sujetos que evidencian esta actitud pueden percibir al objeto o situación, no relacionado consigo mismo, sin rechazarlo o favorecerlo (Morris, 2000).

c) Actitud Negativa: es la respuesta desfavorable hacia una situación, persona u objeto. Los sujetos que evidencian esta actitud, la reflejan a través de juicios desfavorables basándose en creencias que minimizan el potencial del objeto de la actitud (Morris, 2000).

Salazar (1998), hace mención de que la actitud puede variar en un continuo de favorabilidad o desfavorabilidad, refiriendo que existen actitudes positivas enfocadas en valorar de manera favorable el objeto actitudinal, lo cual conduce a generar emociones positivas y conductas favorables. Además, existen actitudes neutrales, connotadas por la indiferencia del individuo, con ausencia de una valoración concreta y actitudes negativas, las cuales alejan al individuo del objeto actitudinal, produciendo inclusive el rechazo del mismo, siendo lo importante que el tipo de actitud que se presente afecta la interacción del individuo con su entorno.

2.2.8. Formación de la Actitud

Aunque algunos autores, como McGuire (1969), señalan la necesidad de no descuidar las influencias genéticas en la formación de actitudes, las más importantes teorías asumen que son aprendidas, aunque difieren sustancialmente en la manera en que explican su proceso de aprendizaje. Así, se ha tratado de explicar las actitudes mediante diversas teorías que se desarrollan a continuación:

a) Teorías del Aprendizaje: Se aprenden actitudes del mismo modo en que se aprende todo lo demás. Al asimilar la información nueva, se aprenden los sentimientos, los pensamientos y las acciones que están en relación con ella. En la medida en que se sea recompensado (reforzados) por ellas, el aprendizaje perdurará. Estas teorías del aprendizaje conciben a las personas como seres primariamente pasivos, cuyo aprendizaje depende del número y de la fuerza de los elementos positivos y negativos previamente aprendidos.

Diversas teorías ayudan a comprender, predecir, y controlar el comportamiento humano y tratan de explicar cómo los sujetos acceden al conocimiento. Su objeto de estudio se centra en la adquisición de destrezas y habilidades, en el razonamiento y en la adquisición de conceptos. Por ejemplo, la teoría del condicionamiento clásico de Pávlov (1890), explica como los estímulos simultáneos llegan a evocar respuestas semejantes, aunque tal respuesta fuera evocada en principio sólo por uno de ellos. La teoría del condicionamiento instrumental u operante de Skinner (1957), describe cómo los refuerzos forman y mantienen un comportamiento determinado.

Por otro lado, Bandura (1959), describe las condiciones en que se aprende a imitar modelos,dicha teoría plantea que las personas no nacen con las actitudes, sino más bien estas se forman a lo largo del tiempo, en este sentido, lo que plantea la teoría del aprendizaje social, es que desde muy temprana edad el niño comienza a observar todo lo que esta a su alrededor, en especial a sus padres o adultos significantes captando lo que éstos expresan, a través de sus pensamientos, emociones y comportamientos, esto se conoce como aprendizaje vicario, ya que los individuos adquieren nuevos patrones de comportamiento a través de la observación de los demás. A medida que pasa el tiempo, los niños van identificando lo que han observado para modelar ciertas situaciones que le agradan, hasta posiblemente imitar las actitudes y conseguir un modelo para enfrentar circunstancias.

Este proceso también es conocido como modelado puesto que las personas aprenden observando simplemente las acciones de otras personas. En este caso el modelado aparece jugando un rol muy importante, ya que en muchos casos niños y niñas escuchan a sus padres decir cosas que quizás no van dirigidas a sus oídos, u observan a sus padres implicados en acciones que les dicen que no las hagan y generalmente los niños aprenden a hacer lo que sus padres *hacen* y no lo que sus padres *dicen.*

Sin embargo, a lo largo del tiempo la persona comienza a asumir posiciones propias ante las situaciones presentadas en el camino, convirtiéndose esto en lo que se conoce como moldear todo lo que se había modelado a su propia personalidad e intereses personales, asumiendo entonces una actitud que puede ser firme, como puede que no lo sea dependiendo de las circunstancias.

En cuanto a los padres que tiene hijos que padecen la enfermedad de diabetes mellitus, es imprescindible mencionar que éstos en su mayoría asumen actitudes negativas hacia la enfermedad ya que desde un inicio la mayoría posee experiencias significativas que les permiten observar a familiares con complicaciones causadas por la enfermedad, además han observado la opinión de otras personas que la rechazan, debido a las consecuencias anteriormente mencionadas, y por supuesto identifican estas reacciones de otras personas asumiéndolas e imitándolas, lo que conlleva a la probabilidad de inclinarse a actitudes desfavorables hacia la misma.

Aunque la mayoría de las actitudes se forman a través del aprendizaje social esta no es la única forma por la que se adquieren. Otro mecanismo es el que implica la comparación social, es decir, la tendencia de compararse con otros para determinar si nuestra visión de la realidad es o no correcta (Festinger, 1957). En la medida en que las opiniones coincidan con las de los demás, se puede concluir que las ideas y actitudes son exactas, y muchas veces las personas podrían pensar: *"después de todo, si los demás tienen la misma opinión, ¡estas deben ser correctas!".*

En este sentido, debido al funcionamiento de este proceso a menudo las personas pueden cambiar sus actitudes de forma que se acerquen en mayor medida a la perspectiva de los demás. De esta manera, en algunas ocasiones el proceso de la comparación social podría contribuir a la formación de nuevas actitudes.

La teoría Psicogenética de Piaget (1947), aborda la forma en que los sujetos construyen el conocimiento teniendo en cuenta el desarrollo cognitivo. Por último, la teoría del procesamiento de la información, se emplea a su vez para comprender cómo se resuelven problemas utilizando analogías y metáforas.

b) Teorías de la consistencia cognitiva: La incoherencia entre dos estados de consciencia hace que las personas se sientan incómodas. En consecuencia, cambian o bien sus pensamientos o bien sus acciones con tal de ser coherentes. Las teorías de la consistencia cognitiva mantienen una concepción homeostática de la conducta, desde una perspectiva cognitiva.

La inconsistencia entre pensamientos, creencias y actitudes constituye un estado de tensión, que se traduce fundamentalmente en un malestar, en una incomodidad psicológica (Festinger, 1957/1975) que activa diversos tipos de conductas tendentes a eliminar o reducir la inconsistencia. Ésta, al igual que el impulso, es un factor motivacional, que desencadena conductas tendentes a su eliminación, dado que existe en el sujeto una tendencia a la coherencia, a la consistencia entre sus procesos cognitivos.

Por su lado, Heider (1958), con su teoría del equilibrio, propone la que puede considerarse como primera teoría de la consistencia, afirmando que cuando el sujeto experimenta una falta de equilibrio, surge un sentimiento de tensión y una tendencia a cambiar una o varias de las posibles relaciones entre él, la persona percibida y un acontecimiento, idea o cosa percibida, para restablecer el equilibrio.

Festinger (1957/1975), ha presentado una de las teorías que ha ejercido una mayor influencia, la teoría de la disonancia cognitiva, en la que se plantea qué ocurre cuando existe un conflicto entre cogniciones, concluyendo que el sujeto está impulsado a actuar para eliminar la inconformidad y el malestar, para conseguir la consonancia. La disonancia es una condición antecedente que lleva hacia una actividad dirigida a la reducción de la disonancia; de la misma manera que el hambre lleva a una serie de actos que se orientan a quitar el hambre. Esta motivación es muy distinta, pero no es menos poderosa.

Festinger (1957/1975), sostiene que, siempre que se tienen dos ideas, actitudes u opiniones que se contradicen, se está en un estado de *disonancia cognitiva* o desacuerdo. Esto hace que la persona se sienta incómoda psicológicamente y por eso ha de hacerse algo para disminuir esta disonancia. Otras situaciones que pueden producir disonancia cognitiva son aquellas en las que se hace algo contrario a las creencias más firmes sobre lo que es correcto y apropiado, cuando se sostiene una opinión que parece desafiar las reglas de la lógica, cuando ocurre algo que contradice la experiencia pasada o cuando se hace algo que no va con la idea sobre quién se es y para qué se está. De acuerdo con el análisis atributivo de la formación y cambio de actitudes, las personas contemplan sus comportamientos y atribuyen lo que sienten a lo que hacen.

Una serie de factores determinan la efectividad de la comunicación persuasiva para cambiar actitudes: se incluyen la fuente del mensaje, el modo de expresarlo y las características de la audiencia. Sin embargo, es preciso un esfuerzo unificador capaz de englobar de manera más integral la formación y cambio de actitudes.

La disonancia cognoscitiva es un estado interno que ocurre cuando la persona percibe inconsistencia entre dos o más de los elementos que conforman la actitud o entre la actitud y su comportamiento, esta se presenta en muchos casos cuando existe incongruencia entre los elementos de las actitudes, un ejemplo claro es con aquellos padres que poseen dentro del elemento cognoscitivo ideas negativas tales como "la diabetes conlleva a las personas a la muerte más rápidamente", en el elemento afectivo podría presentarse emociones negativas como "me da miedo pensar que alguno de mis familiares lo padezca" y la tendencia a la acción sería igualmente negativa tal como: "no leeré material informativo sobre las consecuencias que trae la enfermedad"; sin embargo, aún a pesar que todos estos elementos mantienen la misma "dirección negativa" la conducta hacia la misma puede ser positiva, como por ejemplo, "Yo ayudo a mi hijo a suministrarse las inyecciones, busco información para documentarme, voy al médico con mi hijo..."

Ahora bien, existe también la posibilidad de que se presente la disonancia cognoscitiva en el que los elementos no mantengan la misma dirección ni la misma intensidad, tal es el caso de los padres que poseen en el elemento cognoscitivo pensamientos positivos como "la diabetes es una enfermedad controlable", pero su elemento efectivo sea negativo tal como "me da tristeza ver a mi hijo en esa condición", y por su puesto el elemento de tendencia a la acción está en incógnita ya que no se encuentran definidos los dos elementos anteriores.

La disonancia cognoscitiva es una experiencia muy común, por ejemplo cada vez que una persona dice algo que realmente, que toma una decisión difícil o descubre que algo no es tan bueno como esperaba se puede estar experimentando disonancia.

Lo más importante de esta perspectiva es que la disonancia cognoscitiva puede hacer cambiar las actitudes, para que sean coherentes con otras actitudes que se mantienen o para que sean coherentes con un comportamiento observable. Dicho de otro modo es debido a la disonancia cognoscitiva y a sus efectos, por lo que las personas cambian a veces sus propias actitudes sin ninguna presión externa que obligue a ello.

Bandura (1977), propuso su teoría del determinismo recíproco, según la cual la actividad psicológica es resultado de la conducta, la persona y el ambiente. Los tres factores se interrelacionan de tal forma que cualquier cambio en uno de ellos afecta a los otros. Esta teoría representa un esfuerzo feliz por integrar las teorías cognitivas y las conductuales.

2.2.9. Funciones de la actitud

Las actitudes pueden variar de acuerdo a la situación que se le presente a la persona, de tal manera se puede entender que las asociaciones objeto-evaluación que existen en el aspecto cognitivo son susceptibles de cambios. En tal sentido, una actitud favorable facilita a la persona la consecución de objetivos deseables y metas propuestas, en este caso si las personas manejan información clara y experiencias favorables sobre la diabetes mellitus, éstas mantendrán actitudes que permitirán que se inclinen hacia le bienestar del clima familiar para que exista un buen autocontrol del niño dado que éste observa un ambiente positivo y estable hacia su enfermedad.

Por otro lado, si existe una actitud desfavorable se evita la asociación llegando al declive. Un ejemplo muy claro se presenta cuando los padres poseen intenciones desfavorables hacia la enfermedad que padece su hijo y por ende trae como consecuencias el deterioro de las relaciones, estrés entre los miembros de la familia y por su puesto descontrol de la enfermedad en el niño, ya que éste según lo que plantea Barroso (1987; p. 335) está aprendiendo de sus modelos (los padres) roles, modos de ser, posiciones ante la vida, maneras de pensar, sentir y actuar, todo un equipo de experiencias que son internalizadas por el niño y que lo conllevan a la no preocupación de su salud tanto física, mental como emocional.

Por otro lado, es indispensable resaltar que tener una actitud hacia un "objeto" es mas factible para la persona que no tener ninguna, ya que esto permitiría orientar o guiar la disposición o acción y la persona estaría preparada hacia lo que es conveniente hacer y estaría alerta hacia lo que debería evitar en cuanto a todo lo que se involucre con lo que se conoce como el objeto de la actitud, en este caso sobre lo que se ha venido desarrollando en este capítulo relacionado con la actitud en los padres hacia la diabetes mellitus en sus hijos.

2.2.10. Medición de la Actitud

No existe hasta el momento un instrumento que mida los tres componentes, es decir, que mida las actitudes de manera integral. Los tipos de métodos existentes se clasifican según la medición que se haga de uno u otro de los componentes; métodos de medición del componente cognoscitivo, tales como la libre asociación verbal y métodos factoriales; métodos de medición del componente comportamental, tales como la escala de distancia social de Bogardus (1925), la escala del diferencial comportamental de Triandis y Triandis (1962) y el método del diferencial semántico de Osgood, Suci y Tanmenbaum (1957); también los métodos de medición del componente afectivo, tales como la medición de parámetros fisiológicos.

Ander-Egg (2000), citados por Berrueta y Gutiérrez (2004), indican que existen técnicas que hacen posible que la actitud sea una variable observable y cuantificable de esto se ocupan las escalas que son muy utilizadas en las ciencias sociales para observar y medir características y diversas de los fenómenos sociales que se basan generalmente en las respuestas que emite el sujeto ante una serie graduada de ítems indicando cuales les agrada o prefiere.

Tomando en cuenta que la actitud no puede ser medida en forma directa, si se puede inferir de las expresiones verbales o de la conducta observada. Existen varios tipos de escalas, entre las más formalizadas se encuentran los métodos de comparaciones pareadas de Thurstone (1959), y el método de evaluaciones sumadas de Lickert (1932).

Añaden Berrueta y Gutiérrez (2004), que, Aiken (1996), denomina la escala de Thurstone como una escala de intervalos aparentemente iguales, de tipo diferencial, en la que los ítems son seleccionados por una serie de técnicas que permiten escalonarlos de manera tal que expresen el continuo psicológico subyacente.

Refiere también la comparación de pares como un método que permite revelar un orden de rango basado en el número de elecciones recibidas por cada ítems. Cómo las comparaciones son sistemáticas, el resultado final indica cuan consecuente es el individuo con juicios y evaluaciones.

Por último señalan que la escala de Lickert, es un tipo de escala aditiva que corresponde a un nivel de medición ordinal, consiste en una serie de ítems o juicios ante los cuales se solicita la reacción del sujeto.

2.3. Sistema de Variable

A continuación se definirá la variable que se toma en cuenta en éste estudio:

Definición Nominal:

Actitud de los padres hacia la enfermedad de Diabetes Mellitus que tienen sus hijos. (Toro, M., 2013)

Definición Conceptual:

Estado mental y neural de la disposición a responder, organizado a través de la experiencia que ejerce una influencia directiva y/o dinámica de la conducta. (Morales, F., 2007)

Definición Operacional:

Esta se logró a través del estudio de las puntuaciones que se obtuvieron como producto de la aplicación del cuestionario y la evaluación a través de cogniciones, afectos e intenciones de los padres hacia la diabetes mellitus que tienen sus hijos, los cuales afectan el buen autocontrol de la enfermedad por parte del niño. (Toro, M., 2013)

Cuadro N° 1

Operacionalización de la Variable

Variable	Dimensión	Indicadores	Banco de Ítems (Instrumento)
Actitud de los padres hacia la enfermedad de la Diabetes Mellitus que padecen sus hijos	**Componente Cognitivo**	Cantidad de conocimientos sobre la enfermedad de D.M en niños.	1) Creo que es importante resolver mis dudas sobre la enfermedad de Diabetes Mellitus. 4) Estoy conforme con lo que se sobre la Diabetes Mellitus 7) Mi hijo(a) maneja mejor que yo la información sobre la DM 10) Creo que debería recibir información constantemente sobre DM 13) Creo que conozco la causa de la enfermedad de DM.
		Cantidad de Información sobre las consecuencias físicas de la enfermedad de D.M.	16) Pienso que investigar sobre la DM es una forma adecuada de conocer sobe la enfermedad. 19) Considero que la información que tengo por mi experiencia sobre la DM es suficiente. 22) considero poco importante el manejo de la información sobre la DM. 25) Pienso que recibo suficiente información acerca de la DM. 28) Conozco las consecuencias físicas generadas por la enfermedad de DM. 31) Conozco las alteraciones que se producen a nivel físico en los niños diabéticos cuando falta insulina.
		Cantidad de creencias sobre las limitaciones que se generan por la enfermedad.	34) Pienso que después del tratamiento que se le coloque a mi hijo(a) tendrá dificultades para restringirse a algunos alimentos. 37) Suelo creer que mi hijo(a) es menos activo que otros niños de de edad. 40) creo que realizándome exámenes de glicemias periódicamente me permite saber si padezco de DM. 43) Creo que la DM limita el buen funcionamiento de actividades escolares en los niños.
		Nivel de información que maneja sobre previsiones que debe tener el diabético.	46) Creo q de lo que menos debería hablar es de la DM. 49) Pienso que cualquier persona con DM debe evitar todo lo relacionado con azucares, dulces. 52) Poseo conocimiento sobre las pautas a seguir para el buen funcionamiento del azúcar en la sangre en niños diabéticos. 55) conozco el tipo de alimentación que deben consumir los niños diabéticos. 58) Poseo información sobre la necesidad de adecuar los tratamientos de insulina y alimentación de manera particular en los pacientes diabéticos.
		Tipo de Ideas sobre el efecto de la D.M.	61) Creo que soy responsable de las consecuencias que puede traer el hecho de consumir alimentos con alto contenido de azucares. 64) creo q la diabetes Mellitus es contagiosa. 67) pienso que se debe mantener una actitud positiva delante del niño diabético. 70) creo que el consumir azucares podría desencadenar en mi la enfermedad de la DM. 73) considero impertinente hablar sobre la DM frente a personas que la padecen
		Nivel de conocimiento acerca de las consecuencias psicológicas de la enfermedad de D.M.	2) Creo que los niños con DM no deberían pensar acerca de su enfermedad. 5) Pienso que los niños con DM no pueden realizar preguntas sobre su enfermedad. 8) Pienso que la enfermedad de DM en los niños afecta sus relaciones con los demás. 11) Creo q los pacientes diabéticos tienden a ser agresivos. 14) Poseo información sobre los cambios emocionales que experimenta el paciente diabético.
	Componente Afectivo	Nivel de desagrado hacia las complicaciones de la enfermedad de la D.M.	17) Me siento seguro cuando indago por mi propia cuenta sobre la DM. 20) Siento temor o miedo por los cambios físicos que pueda tener mi hijo por la enfermedad de DM. 23) Me desagrada la enfermedad de DM. 26) Siento culpa por saber que mi hijo padece de DM. 29) Siento temor al observar niños que presentan síntomas relacionados con la enfermedad DM.
		Nivel de comodidad al establecer contacto con niños diabéticos.	32) Siento desagrado al observar personas diabéticas con complicaciones físicas por causa de la enfermedad. 35) Me disgusta observar a mi hijo consumiendo alimentos prohibidos. 38) Siento incomodidad cuando ingiero alimentos dulces frente a mi hijo. 41) Me siento incomodo cuando comparto con personas diabéticas. 44) Me siento a gusto cuando converso sobre el tema de diabetes con personas que la padecen. 47) Me dan ganas de llorar cuando estoy cerca de mi hijo.

Cuadro N° 1 (Cont.)

Variable	Dimensión	Indicadores	Banco de Ítems (Instrumento)
Actitud de los padres hacia la enfermedad de la Diabetes Mellitus que padecen sus hijos.	Componente Afectivo	Nivel de motivación hacia la búsqueda de ayuda terapéutica para sí mismo y su hijo diabético.	50) Siento satisfacción cuando busco información sobre DM. 53) Siento que la enfermedad de mi hijo afecta sus relaciones de amistad. 56) La poca experiencia en la enfermedad de DM me hace sentir frustrado. 59) Me sentiría motivado a asistir a un encuentro terapéutico para la familia. 62) Considero que los padres de niños diabéticos deben asistir a terapia psicológica. 65) Considero que solo las madres de niños diabéticos deben asistir a terapia psicológica 68) Siento temor en asistir a terapia psicológica con mi hijo.
		Nivel de comodidad para expresar sus emociones.	71) Me siento satisfecho por la forma como expreso mis sentimientos. 6) Me siento en libertad de expresar mis emociones. 9) Siento alegría cuando hablo con mi hijo sobre la DM 12) Me pongo ansioso al conversar con amigos y/o familiares sobre la DM que tiene mi hijo 15) Tengo miedo que mi hijo me rechace por padecer su enfermedad.
	Componente Conductual	Intensión para atender a niños que padecen la enfermedad de Diabetes Mellitus.	18) Suelo comparar a niños diabéticos con niños que no tienen la enfermedad. 21) Si se me acerca un niño diabético me agradaría atenderlo. 24) Procuro ayudar a niños diabéticos en momentos que presentan hiperglicemias. 27) Busco la manera de establecer conversaciones con niños diabéticos. 30) Establecería contacto con niños que padecen la enfermedad de DM
		Tendencia a conversar con niños o adultos diabéticos sobre su enfermedad.	33) Al estar con otros padres que tienen hijos diabéticos suelo ser callado para no hablar del tema. 36) Converso con mayor facilidad sobre la DM con personas que tengan la enfermedad. 39) Al hablar con mi familia sobre la DM me siento en confianza. 42) Puedo hablar abiertamente con otros padres de niños diabéticos con su enfermedad. 45) Rechazo hablar con mi hijo acerca de la DM. 48) He aconsejado a otros padres sobre el tema de la DM
		Disposición a informarse sobre la enfermedad de diabetes mellitus	51) Desde que mi hijo esta en control medico mi interés por la DM ha aumentado. 54) Evito asistir a eventos o lugares donde brinden información sobre la DM. 57) Al hablar con mi familia sobre la DM me siento en confianza. 60) Puedo hablar abiertamente con otros padres de niños diabéticos con su enfermedad. 63) Rechazo hablar con mi hijo acerca de la DM. 66) He aconsejado a otros padres sobre el tema de la DM
		Inclinación a conversar con especialistas sobre las complicaciones fisiológicas de la DM.	69) Cuando se me presentan dudas sobre tratamiento de insulina o de alimentos para mi hijo acudo al médico especialista. 72) Tomo en cuenta las recomendaciones dadas por los médicos con respecto a la enfermedad de mi hijo. 3) Logro sentirme bien cuando acudo a consulta médica con mi hijo. 74) Asistiría a charlas , talleres o entrevistas en los que pueda tener información sobre la DM

Fuente: Toro, M. (2013)

2.5. Definición de Términos Básicos:

Diabetes Mellitus: Enfermedad crónica que afecta el páncreas, segregando poca insulina o dejando de segregarla al organismo y trayendo como consecuencias elevación del azúcar en la sangre. (Beaser, R., 2005)

Diabetes Mellitus Tipo I: Es una clasificación de la diabetes mellitus para identificar a las personas que la padecen, puesto que son en su mayoría niños y jóvenes, en la que el páncreas no produce insulina, así que requiere de tratamiento exógeno a través de inyecciones de insulina, ejercicio y control alimenticio para el buen funcionamiento del organismo. (Beaser, R., 2005)

Diabetes Mellitus Tipo II: Es una clasificación de la diabetes mellitus que afecta a un gran porcentaje de personas mayores de 40 años y se distingue ya que el páncreas no produce insulina o muy poca lo que implica que éstos necesitan controlar el azúcar sanguíneo a través de un buen régimen alimenticio y ejercicio, en algunas ocasiones requieren de inyección exógena de insulina. (Beaser, R., 2005)

Hiperglucemia: Aumento de la glucosa en la sangre. (Beaser, R., 2005)

Actitud: Estado mental y neural de la disposición a responder, organizado a través de la experiencia que ejerce una influencia directiva y/o dinámica de la conducta. (Morales, F., 2007)

Insulinodependiente: Persona que padece de Diabetes Mellitus tipo I y depende de insulina exógena para mantener los niveles de azúcar sanguíneo dentro de los límites de la normalidad (Beaser, R., 2005)

Orientación: Es una praxis social dirigida a la facilitación de los procesos de desarrollo humano en las dimensiones del Ser, Convivir, Servir, Conocer y Hacer, en el contexto personal, familiar y comunitario a lo largo del continuo de la vida con la finalidad de potenciar talentos y de generar procesos de autodeterminación, libertad y emancipación en la construcción permanente del desarrollo y bienestar integral de las personas y sus comunidades. (Ministerio del Poder Popular para la Educación, 2009)

Marco Metodológico

CAPÍTULO III

MARCO METODOLÓGICO

El marco metodológico constituye según Morales (1997, p. 16), "la medula de un proyecto de investigación, ya que se refiere a la descripción de las unidades de análisis o de investigación, las técnicas de observación y recolección de datos, los instrumentos, los procedimientos y las técnicas de análisis". Según Sabino (2000, p. 87), "el marco metodológico tiene como objeto proporcionar un modelo de verificación que permita contrastar hechos con teorías, y su forma es la de una estrategia o plan general que determina las operaciones necesarias para hacerlo.

En este orden de ideas, Balestrini (2001, p. 125), afirma que el marco metodológico está referido "al momento que alude al conjunto de procedimientos lógicos, técnicos, operaciones implícitos en todo proceso de investigación".

3.1. Tipo de Investigación

De acuerdo al nivel de profundidad del presente estudio, la investigación utilizada fue la descriptiva, según (Dankhe 1986) citado por Hernández, Fernández y Baptista (2003), refiere que el "propósito es describir situaciones y eventos, es decir, como es y como se manifiesta determinado fenómeno. Asimismo este tipo de investigación busca especificar las propiedades importantes de personas, grupos, comunidades o cualquier otro fenómeno que sea sometido a análisis.

Por otro lado, previniendo la necesidad de recopilar la información directamente en el escenario donde se encuentra el objeto de estudio, se optó por la modalidad de campo, la que es explicada por Bavaresco (2001), como aquella que tiene lugar en el sitio donde se encuentra ubicado el objeto de estudio, permitiéndole al investigador el conocimiento mas a fondo del problema, y consecuentemente, facilita el manejo de los datos con mas seguridad. En esta investigación, los datos fueron recolectados en la unidad de Endocrinología infantil del Hospital de Especialidades Pediátricas, a los padres de niños Diabéticos tipo 1.

Según el alcance temporal del fenómeno estudiado, la investigación fue transeccional debido a que la variable actitud fue medida una sola vez en un tiempo único mediante la aplicación de un cuestionario a los padres, sin pretender evaluar su evolución en términos de los cambios que en un futuro pudieran producirse en el manejo de esta variable.

Se considera dicha investigación de acuerdo a su amplitud *Microsociológica* debido a que no se abordó grupos grandes o sociedades amplias, si no que se estudió a un grupo de 30 padres que asisten al Hospital de Especialidades Pediátricas de Maracaibo – Venezuela. Asimismo, según su naturaleza la investigación es empírica ya que se trabajó directamente con los padres, sin manipulación de la variable.

3.2. Diseño de Investigación

El diseño de investigación utilizado se caracteriza como No-experimental, ya que la variable, así como sus dimensiones e indicadores, se analizan en su estado natural, sin la intervención del investigador, es decir, sin ejercer ningún control de la variable. Tal como sostienen Hernández, Fernández y Baptista (2003), este diseño de investigación se realiza sin manipular deliberadamente la variable; es decir, los fenómenos se observan tal y como ocurren en su contexto natural, para después analizarlos.

El diseño fue de tipo transeccional descriptivo ya que tiene como objetivo indagar acerca de la incidencia en que se manifiesta una o mas variables. Este tipo de diseño consiste en medir en un grupo de personas u objetos una o generalmente mas variables y proporcionan su descripción. Se aplicó un cuestionario y luego se analizaron los resultados que arrojaron cada uno de ellos.

3.3. Población

La población es definida por Hernández, Fernández y Baptista (2003), como la unidad de análisis o el conjunto de todos los casos que coinciden con una serie de especificaciones.

Al abordar el tema de población o universo poblacional (sujetos, objetos, fenómenos o cosas) involucrados en un problema que se estudia o se investiga como lo refiere Sabino (1996), que las fuentes, son las personas, situaciones, o hechos que se observan directamente, estas son las unidades de datos y a su conjunto y suma de todas las unidades, se llama universo.

Asimismo, la población se tipifica como finita, ya que según lo señala Sierra Bravo (2004), este tipo de universo son iguales o inferiores a cien mil (100.000) unidades. En esta investigación, la población se catalogó como finita y accesible, ya que al ser reducida en tamaño y al estar ubicada en un área geográfica susceptible de ser abordada por el investigador, será posible desarrollar el estudio sobre la totalidad de los miembros del universo.

En lo referente a las características de la población se contó con 30 padres de ambos sexos (masculino y femenino), todos tienen hijos diagnosticados diabéticos desde hace 1 año aproximadamente, estos niños tienen edades comprendidas entre 6 y 17 años siendo todos atendidos en la unidad de atención del niño diabético en el Hospital De Especialidades Pediátricas. En cuanto a otras características del grupo de padres estudiados podría reflejarse que éstos comprenden edades entre 25 y 50 años.

Cabe destacar que todos los elementos de la población; es decir, los padres con hijos diabéticos se pueden contabilizar y para efectos de la investigación se consideró estudiar la totalidad de éstos, realizando un *censo* para recolectar información detallada sobre lo que se pretende investigar que se refiere a la actitud de los padres hacia la enfermedad de la Diabetes Mellitus que tienen sus hijos.

En este sentido, la selección de la muestra se determinó por el total de la población de la investigación, por cuanto se pretende conocer el criterio de cada uno de los sujetos. Este procedimiento es considerado como censo, que según Bisquerra (1998, p. 120), "se utiliza cuando la muestra es restringida o cuando la intención del investigador así lo exige". Por lo cual, se tomo el criterio intencional de que la muestra fuera el total de la población conformada por los 30 padres.

3.4. Técnica e Instrumento de Recolección de Datos

Luego de haber determinado el diseño de investigación y la población del presente estudio, se procedió a establecer el instrumento a ser utilizado para la recolección de datos.

Según Chávez (2001), los instrumentos de recolección de datos son los medios utilizados por el investigador para medir el comportamiento y atributos de las variables. Asimismo, Hernández, Fernández y Baptista (2003), refieren que un instrumento adecuado es aquel que registra datos observables que representan verdaderamente los conceptos o variable que el investigador tiene en mente.

El instrumento de investigación es una herramienta que se emplea para conocer, medir y/o determinar el comportamiento o los atributos de las variables que se estudian; y en este sentido, con la finalidad de obtener las informaciones que se requerirán para desarrollar la investigación, se diseñará un instrumento, el mismo, según lo explican especialistas como Bavaresco (1994), consiste:

"En un instrumento, herramienta o medio que recoge información directa. Es el que mas contiene los detalles del problema que se investiga, sus variables, dimensiones, indicadores, ítems. Es el medio que le brinda la oportunidad al investigador de conocer lo que se piensa y se dice del objeto de estudio".

El cuestionario diseñado se estructuró con opciones de respuestas en una escala tipo Lickert, midió la frecuencia con que se presentaron las opiniones o criterios con relación a la variable "actitud" por parte de las unidades que constituirán la población de estudio. Dicha escala se indica a continuación:

A. Muy en desacuerdo

B. En desacuerdo

C. De acuerdo

D. Muy de acuerdo.

Estuvo constituido por 74 ítems tipo afirmaciones, el cual fue validado por un grupo de jueces. (Ver anexo1)

Asimismo, para medir los resultados estadísticos se realizó un baremo, con el cual se analizó las respuestas recolectadas de cada una de las preguntas pertenecientes al cuestionario aplicado, permitiendo determinar la categoría de análisis que corresponde a cada respuesta que conforman la investigación.

Cuadro N° 2

Baremo para la Interpretación de los Resultados

Alternativas	Valor	Escala	Categoría
Muy en desacuerdo	1	1,00% - 25,00%	Baja
En desacuerdo	2	25,01% - 50,00%	Media
De acuerdo	3	50,01% - 75,00%	Alta
Muy de acuerdo	4	75,01% - 100,00%	Muy alta

Fuente: Toro, M. (2013)

3.5. Validez y Confiabilidad del Instrumento

Según Hernández (2003) la validez se refiere al grado en que un instrumento realmente mide la variable que pretende medir, en este orden de ideas, la validez del instrumento se determinó mediante el análisis y evaluación de los ítems que conformarán el mismo a través del juicio de cinco (5) expertos en el área, quienes revisaron la pertinencia con la variable, dimensiones e indicadores representados en una matriz o cuadro de operacionalización de variable. En este sentido, el instrumento de recolección de datos tipo cuestionario, se entregó a los expertos reconocidos profesionales de Orientación, Psicología y metodología de la Investigación quienes además recibieron un "formato de validación por jueces" con los objetivos de la Investigación, una hoja de datos personales, cuyo propósito consistió en recoger las impresiones sobre los mismos. (Ver anexo 2)

Posteriormente tras las correcciones realizadas, el cuestionario se aplicó a los padres.

La confidencialidad, según Chávez (2003), "es el grado de seguridad, uniformidad y congruencia con que el instrumento cumple su cometido y por tanto la confiabilidad de una medición se manifiesta por un bajo estándar en la medida o por un alto coeficiente".

Se seleccionó para la confiabilidad el alfa de Cronbach, ya que este requiere una sola administración del instrumento de medición y produce valores que oscilan entre 0 y 1. Su ventaja reside en que no es necesario dividir en dos mitades a los ítems del instrumento de medición, simplemente se aplica la medición y se calcula el coeficiente.

La confiabilidad del instrumento fue realizada mediante una prueba piloto conformada por 10 sujetos que no forman parte de la población objeto de estudio y a. los datos obtenidos, se le aplicó la fórmula de coeficiente Alfa Cronbach obteniendo un resultado de 0,9978 (ver anexo 3), lo cual demuestra que el instrumento es de alta confiabilidad para su utilización.

Desglose de la fórmula de coeficiente Alfa Cronbach:

$$r_{tt} = \frac{k}{k-1}\left(1 - \frac{\sum S_i^{\,2}}{S_t^{\,2}}\right)$$

Donde:

K = Número de ítems

S_i^2 = Varianza de los puntajes de cada ítems

S_t^2 = Varianza de los puntajes totales

Al desarrollar la fórmula se obtuvo:

$$r_{tt} = \frac{74}{74-1}\left(1 - \frac{40,44}{2.578,33}\right)$$

$$r_{tt} = \frac{74}{73}\left(1 - \frac{40,44}{2.578,33}\right)$$

$$r_{tt} = 1,01\,(1 - 0,016)$$

$$r_{tt} = 1,01\,(0,984)$$

$$r_{tt} = 9978$$

3.6. Técnicas de Tabulación de la Información

Los datos que se recolectaron en la fase de aplicación del cuestionario se procesaron mediante la utilización del programa SPSS (v.19), el cual provee al investigador las técnicas estadísticas necesarias para el procesamiento eficaz de la información, dentro de las cuales se encuentran la estadística descriptiva. Para efectos de la investigación se tomó la estadística descriptiva específicamente el análisis de porcentajes.

3.7. Tratamiento Estadístico

Con relación a este punto, los datos obtenidos se analizaron con las técnicas estadísticas descriptivas, como las distribuciones de frecuencias y representaciones graficas mediante diagramas de sectores y la descripción del contacto con los padres.

3.8. Orientación Epistemológica

Para la generación de conocimiento científico, son diversas las opciones que tiene el investigador para ubicar la fuente de conocimiento, que dará sustento a la investigación que puede estar realizando. En este afán de ubicar esta fuente del "saber" es donde entra en el juego investigativo la aplicación de la epistemológica, definida como la teoría del conocimiento, que se ocupa de estudiar las circunstancias históricas, psicológicas y sociológicas que llevan a la obtención del conocimiento y los criterios por los cuales se justifica o invalidad este último.

En la epistemología se ubican tres grandes enfoques, como son: el enfoque empirista – deductivo, el enfoque racionalista – deductivo y, el enfoque introspectivo – vivencial. Cada uno tiene características particulares en cuanto a la naturaleza del conocimiento, los métodos para hallarlo, los métodos para contrastarlo, el lenguaje utilizado en la producción de conocimiento científico y el objeto de estudio.

La aplicación de uno de los enfoques epistemológicos, permite orientar al investigador sobre las perspectivas desde los cuales se conciben, desarrollan y evalúan los procesos científicos, incluyendo, los trabajos de investigación. Estos enfoques ofrecen parámetros para que el investigador se aproxime a la realidad que desea estudiar y determinar así las estrategias a aplicar para percibir correctamente las manifestaciones de esa realidad y orientar la posterior intervención sobre ella.

En el presente documento se definió el enfoque epistemológico a través del cual se orientó la investigación titulada: *Actitud de los padres hacia la enfermedad de Diabetes Mellitus que tienen sus hijos;* la misma, se ubica dentro del campo de investigación de las ciencias sociales, específicamente en la rama de educación, mención orientación. La investigación científica para el caso de las ciencias sociales cuenta con paradigmas de aproximación a la realidad, que representan a las formas de concebir y desarrollar el conocimiento.

Los dos grandes caminos en las ciencias sociales según Castejón (2010), son: el paradigma explicativo que abarca los fundamentos filosóficos del Empirismo y el Realismo Científico y el paradigma interpretativo o comprensivo, cuyas bases filosóficas están construidas y constituidas por una o varias escuelas de la corriente idealista. Dentro de cada uno de ellos se inscriben diversas metodologías y tipos de estudios que tienen especificidades y criterios de rigor científico necesarios para su aplicación. Es condición obligada el conocimiento preciso de estos criterios para posibilitar que la investigación tenga valor científico y sus resultados puedan ser difundidos con confianza en la comunidad científica y sociedad en general.

Tomando en cuenta el marco metodológico definido para la investigación señalada, el enfoque epistemológico a través del cual se orientó la misma es el Empirista – inductivo, este enfoque surge de las ciencias naturales y, se extrapola a las ciencias sociales. En este enfoque se concibe como producto del conocimiento científico los patrones de regularidad a partir de los cuales se explican las interdependencias entre clases distintas de eventos reales.

En tal sentido, la compleja diversidad o multiplicidad de fenómenos del mundo puede ser reducida a patrones de regularidad basados en la frecuencia con la que ocurren. El supuesto básico aquí es que los sucesos del mundo (tanto materiales como humanos), por más diferentes y aislados que parezcan, obedecen a ciertos patrones cuya regularidad puede ser establecida gracias a la observación de sus repeticiones, lo cual a su vez permitirá inferencias probabilísticas de sus comportamientos futuros. En ese sentido, conocer algo científicamente equivale a conocer tales patrones de regularidad.

Como consecuencia las vías de acceso al conocimiento como los mecanismos para su producción y validación no pueden ser otros que los sentidos y sus prolongaciones (instrumentos de observación y medición), ya que los patrones de regularidad se captan a través del registro de repeticiones de eventos. Por tanto, es el método Inductivo, sustentado en el poder de los instrumentos sensoriales y en el valor de los datos de la experiencia (*empirismo*), el sistema de operaciones privilegiado dentro de este enfoque. El conocimiento, entonces, es un acto de descubrimiento de patrones de comportamiento de la realidad. Cosas como la medición, la experimentación, los tratamientos estadísticos, la instrumentación refinada, son mecanismos altamente utilizados en el enfoque empirista – inductivo.

En relación a los mecanismos utilizados por el enfoque empirista – inductivo para la obtención del conocimiento, se puede mencionar que, en las ciencias sociales es cada vez más necesario predecir con mayor exactitud el curso de los procesos sociales así como lograr la expresión uniforme de los resultados en la investigación, lo cual se puede alcanzar, en alguna medida, mediante la expresión numérica de los mismos.

No basta con la realización de las mediciones; sino que es necesaria la aplicación de diferentes procedimientos que permitan revelar las tendencias, regularidades, y las relaciones en el proceso o fenómeno objeto de estudio, uno de estos procedimientos son los estadísticos. En las ciencias sociales, los procedimientos estadísticos más importantes son los descriptivos, los mismos serán utilizados como técnica para analizar los datos que arrojen la aplicación del instrumento en la investigación objeto de estudio, según lo señalado en el marco metodológico.

Los procedimientos de la estadística descriptiva permiten organizar y clasificar los indicadores cuantitativos obtenidos en la medición revelándose a través de ellos las propiedades, relaciones y tendencias del proceso, que en muchas ocasiones no se perciben a simple vista de manera inmediata. Las formas mas frecuentes de organizar la información en éste caso es en tablas de distribución de frecuencias, gráficos y las medidas de tendencia central como: la mediana, la media, la moda y otros.

En síntesis se puede señalar que la producción de conocimientos en las ciencias sociales busca, describir las relaciones que existen entre características de los fenómenos que estudian y, a partir de esas relaciones formular postulados fundamentados de forma empírica. En tal sentido, Castejón (2010), señala que "la función última de las ciencias sociales consiste en explicar los fenómenos que estudian. La explicación puede utilizar factores causales o bien pueden basarse en una teoría. La explicación supone la tarea previa de describir el fenómeno a explicar".

Capítulo IV

Análisis y Discusión de los Resultados

CAPÍTULO IV

ANÁLISIS Y DISCUSIÓN DE LOS RESULTADOS

El propósito de este capítulo, es determinar cuál es la actitud de los padres hacia la enfermedad de la diabetes Mellitus (Tipo 1) que tienen sus hijos que asisten Hospital de Especialidades Pediátricas de la ciudad de Maracaibo. Asimismo, se describen las creencias que manejan los padres, así como su comportamiento en el control de dicha enfermedad. Además, se caracterizan las emociones más frecuentes que manifiestan.

El análisis se realizó mediante un cuestionario, constituido por 74 ítems aplicado a padres con hijos que padecen de diabetes Mellitus (Tipo 1), el cual permitió analizar los elementos de la actitud humana de los padres en el desarrollo de la enfermedad de sus hijos, de manera que esta sirva de forma efectiva y eficaz para determinar los componentes cognitivo, afectivo y conductual de los padres. En este sentido, se analizó la información obtenida de dimensiones e indicadores, teniendo en cuenta el cálculo de las medias y porcentajes agrupados por indicadores.

Variable: Actitud de los Padres hacia la Enfermedad de sus Hijos

A continuación se mencionan los resultados obtenidos de las tres (03) dimensiones que conforman la variable, la cual comprende las dimensiones "Componente Cognitivo", "Componente Afectivo" y "Componente Conductual". Para ello, se procesaron los puntajes obtenidos del instrumento aplicado, utilizando para ello el programa estadístico SPSS en su versión 19. A partir de estos resultados, se elaboró mediante el programa Microsoft Excel los cuadros y gráficos, que sirvieron de apoyo para el análisis de la información recolectada a través de la aplicación del instrumento.

Dimensión: Componente Cognitivo

La dimensión "Componente Cognitivo", está conformada por seis (06) indicadores y constan de 30 ítems. En consecuencia, se inició el análisis de la dimensión con el propósito de determinar si existen diferencias significativas entre los indicadores que la conforman. Para ello, se aplicó el cálculo de las medias y porcentajes obteniendo el siguiente resultado:

Tabla N° 1

Dimensión: Componente Cognitivo

Indicadores	Muy de Acuerdo (4)		De Acuerdo (3)		En Desacuerdo (2)		Muy en Desacuerdo (1)	
	Media	%	Media	%	Media	%	Media	%
Cantidad de conocimientos sobre la enfermedad	10	33,33%	9,2	30,67%	5,2	17,33%	5,6	18,67%
Cantidad de Información sobre las consecuencias físicas de la enfermedad	7,7	25,56%	7	23,33%	7,8	26,11%	7,5	25,00%
Cantidad de creencias sobre las limitaciones que se generan por la enfermedad	7,25	24,2%	9,25	30,8%	6,5	21,7%	7	23,3%
Nivel de información que maneja sobre previsiones que debe tener el diabético	9	30,0%	11,4	38,0%	5,4	18,0%	4,2	14,0%
Tipo de Ideas sobre el efecto de la diabetes mellitus	9	30,0%	9,4	31,3%	5	16,7%	6,6	22,0%
Nivel de conocimiento acerca de las consecuencias psicológicas de la enfermedad	5	16,7%	7,2	24,0%	8,8	29,3%	9	30,0%
Totales	8,0	26,62%	8,9	29,69%	6,5	21,52%	6,7	22,17%

Fuente: Toro, M. (2013)

Como se puede apreciar en la tabla N° 1, los resultados obtenidos con respecto al indicador "Cantidad de conocimientos sobre la enfermedad de diabetes Mellitus en niños", muestran que el mayor porcentaje correspondió a la alternativa "Muy de Acuerdo" con el 33,33%, mientras que la alternativa "De Acuerdo" obtuvo el 30,67%, "En Desacuerdo" con el 17,33% y la alternativa "Muy en Desacuerdo", el 18,67%, las cuales estas dos últimas alternativas no son muy significativas.

Estos resultados manifiestan que la mayoría de los padres tienen conocimientos sobre la enfermedad de sus hijos y están de acuerdo y muy de acuerdo con dichos conocimientos. Sin embargo, al comparar los resultados con el baremo, se aprecia que el porcentaje más alto correspondiente a la alternativa "Muy de Acuerdo" con el 33,33% alcanzó la categoría "Media", corroborando en cierta manera con lo expresado por Santa María (2003), cuando señala que los padres deben tener conocimientos sobre los síntomas y necesidades que tienen sus hijos con respecto a la enfermedad.

Sin embargo, hay que mencionar que solamente el 33,33% de los encuestados opinaron que están muy de acuerdo, lo cual muestra que existe una necesidad de adquirir por parte de los padres mayores conocimientos para sobrellevar con una actitud positiva la enfermedad de sus hijos.

En referencia al indicador "Cantidad de Información sobre las consecuencias físicas de la enfermedad", se aprecia que la alternativa con mayor porcentaje fue "Muy de Acuerdo" con el 25,56%, mientras que "De Acuerdo" obtuvo el 23,33%, seguida de "En Desacuerdo" con el 26,11%, y "Muy en Desacuerdo" con apenas el 25,00%.

Por lo tanto con estos resultados obtenidos, ninguna de las alternativas se puede catalogar como "Alta o Muy Alta", lo cual conlleva a pensar que no existe una verdadera cantidad de información que permita a los padres conocer las consecuencias físicas que pueden presentar sus hijos con respecto a la diabetes que padecen.

Por consiguiente, el resultado difiere de lo que debería ser la sinceridad entre el personal de salud en general en informar a los padres de las necesidades de conocer a fondo el estilo de vida que presentarán sus hijos el resto de sus vidas, y de esta manera generar en sus hijos un nivel de madurez para lograr aceptación y además entender que su enfermedad puede ser *"autocontrolable"* tal como lo expresa Roger (1978) quien afirma que todo individuo debe ser aceptado positivamente en su entorno, y debe aceptarse así mismo, es por ello que se considera importante que conozcan adecuadamente las consecuencias físicas que podrían padecer los menores si no logran una información adecuada de la enfermedad como es la diabetes Mellitus.

En referencia al indicador "Cantidad de creencias sobre las limitaciones que se generan por la enfermedad", se puede apreciar que la alternativa mayor con apenas un 30,80% fue "De Acuerdo", lo cual indica una categoría "Media" según el baremo, mientras que las demás no superaron la categoría "Baja". Todos estos resultados, muestran claramente que los padres desconocen las limitaciones que conllevan sus hijos por padecer la enfermedad.

Por lo tanto, las creencias inadecuadas sobre las limitaciones que se generan por la enfermedad, reafirma lo señalado por Osorio, Bazán y Paredes (2006), quienes señalan que los padres de niños con enfermedades crónicas tienen serias dificultades para afrontarlas, explican reacciones que comienzan por shock, seguida de ansiedad, pena, ira, hostilidad e incredulidad, sentimientos de culpabilidad acompañados de soledad, fracaso, desesperación, el padecimiento del niño puede ser vivido como un castigo divino o una falta.

Describe además que los padres sienten temor a la reacción del niño y a la perspectiva de afrontar la muerte de este último. Por otro lado, tales resultados tienen relación con lo que plantea Steinhauer (1974), quien resume las reacciones de la familia especificando la existencia de una crisis inicial, definiéndola como fase de desorganización, en la que pueden aparecer soluciones como la aceptación realista del padecimiento del niño y sus limitaciones, adaptándose la familia progresivamente a los sentimientos generados por la enfermedad volviendo a la armonía o una cronicidad de la crisis en la cual nunca se acepta de forma realista la enfermedad y sus limitaciones y la familia permanece en estado de desorganización emocional, lo cual los puede llevar a la disolución.

Igualmente dichos resultados concuerdan con lo planteado por Martínez (2001), quien menciona que el niño vive su proceso de crecimiento, desarrollo y maduración acompañado por una enfermedad que lo entorpece y desestabiliza. La familia encargada de su socialización, le impone limitaciones a su vida diaria, que unidas a las dificultades que presenta para un desempeño escolar adecuado, le marcan una vivencia de ser diferente.

De esta forma aparece el niño afectado por la enfermedad en sí y todo aquello que concomita con esta, de manera objetiva y subjetiva, lo cual constituye una carga muy pesada por su escasa madurez, influyendo de forma negativa en la conformación de su estilo de afrontamiento. Para atender al niño con enfermedad crónica es necesario concebir el sistema niño y familia, que interactúa y establece relaciones recíprocas, adicionándole otros factores, tales como: el tipo de enfermedad, los servicios de salud, la escuela y la comunidad.

En referencia al indicador "Nivel de información que maneja sobre previsiones que debe tener el diabético", se observa en la tabla N° 1 que la alternativa con mayor porcentaje fue "De Acuerdo" con el 38,00%, mientras que "Muy de Acuerdo" obtuvo el 30,00%, seguida de "En Desacuerdo" con el 18,00%, y "Muy en Desacuerdo" con el 14,00%. Por lo tanto, con estos resultados obtenidos, ninguna de las alternativas alcanzó una categoría óptima, pues sólo llegaron a alcanzar "Media y Baja", lo cual demuestra que los padres con hijos que padecen de diabetes no tienen un nivel de información que les permita prevenir posible problemas que sufran sus hijos.

Este resultado muestra la necesidad de mejorar el nivel de información de los padres con respecto a la de prevención de cualquier problema que tenga su hijo debido a la diabetes. Por tanto, se debería tener en cuenta lo señalado por Miller (1972) quien señala que todo padre debería estar informado sobre los problemas que pueda presentar su hijo al momento de cualquier enfermedad que conlleve a padecerla por el resto de su vida.

Al observar el tabla N° 1, se puede apreciar que el indicador "Tipo de ideas sobre el efecto de la diabetes mellitus" obtuvo como porcentaje mayor la alternativa "De Acuerdo" con un 31,30%, seguida de la alternativa "Muy de Acuerdo" con el 30,00%, "Muy en Desacuerdo" con el 22,00%, mientras que la alternativa "En Desacuerdo" con el 22,00%.

Los resultados permiten conocer que todos los porcentajes no sobrepasaron de la categoría media, lo cual muestra que los padres apenas conocen medianamente los efectos que produce la diabetes en sus hijos. Por tanto estos resultados difieren de lo que expone Miller (1972), cuando expresa que los padres deberían conocer los efectos que causa la diabetes en los niños y con ello mejorar la calidad de vida que puedan tener sus hijos.

Por su parte el indicador "Nivel de conocimiento acerca de las consecuencias psicológicas de la enfermedad" obtuvo como mayor resultado la alternativa "Muy en Desacuerdo" con un porcentaje del 30,00%, seguida por "En Desacuerdo" con el 29,33%, mientras que "De Acuerdo" alcanzó el 24,00% y el valor más bajo correspondió a la alternativa "Muy de Acuerdo" con el 16,7%. Al apreciar a fondo el resultado de este indicador, se aprecia según el baremo ninguna de las alternativas señaladas por los encuestados alcanza a sobrepasar la categoría "Media".

Por tanto, este resultado debería ser superior si se tomara en cuenta lo expresado por Leventhal (1984), quien señala que toda persona debe tener un nivel de conocimiento acerca de las consecuencias psicológicas de una enfermedad en su familia, lo cual le permita atender de forma eficiente y responsable al paciente.

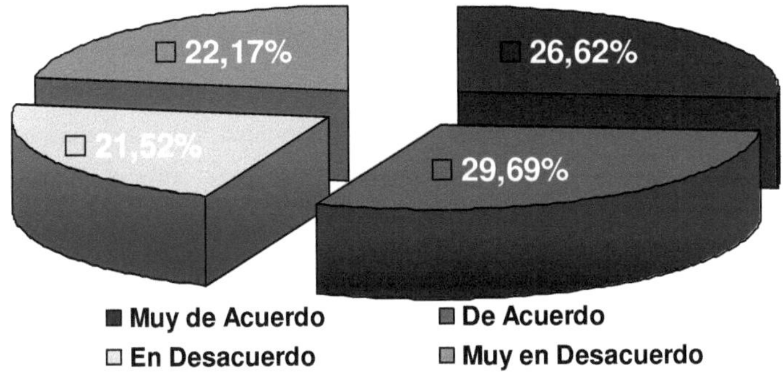

Gráfico N° 1: *Dimensión: Componente Cognitivo.* Fuente: Toro, M. (2013).

Al resumir la dimensión "Componente Cognitivo", se puede observar en el Gráfico N° 1, que el porcentaje máximo obtenido fue la alternativa "De Acuerdo", demostrando con ello un nivel "Medio" según el baremo, lo cual indica que los padres encuestados carecen de los conocimientos suficientes al respecto de la enfermedad de diabetes que padecen sus hijos, y a su vez, dentro de esta categoría "Media" se encuentra en los niveles más bajos.

Por tanto, este resultado muestra la inadecuada información por partes del equipo médico de ofrecer la información suficiente y pertinente para conocer la problemática que padecen sus hijos. También, hay que aclarar la desidia por parte de los padres en buscar conocimientos que impliquen mejorar la calidad de vida de sus hijos. Es por ello, que la problemática es en parte una responsabilidad compartida tanto por los equipos médicos y los padres.

En consecuencia, los conocimientos que presentan los padres en relación a la enfermedad que padecen sus hijos no son los más adecuados, coincidiendo con lo señalado por Barroso (2006), quien considera que cuando un niño tiene un modelaje empobrecido de sus padres, contaminados por el aburrimiento, falta de energía, la ansiedad, el temor, informaciones y creencias erradas; limitarán a su hijo en las posibilidades reales, creando su propio mundo y su propio mapa; en este caso acerca de su enfermedad.

Es pertinente entender que la actitud que los padres demuestren hacia la enfermedad tiene un alto valor para el buen control que el niño tenga hacia la misma, y es lamentable reconocer que muchos padres a veces no se dan cuenta que ejercen una presión sobre el niño quien está "ávido de aprender, saber y ubicarse a través de gestos, tonos de voz, movimientos, criterios, principios, normas, maneras de ver las cosas".

Dimensión: Componente Afectivo

La dimensión "Componente Afectivo", está conformada por cuatro (04) indicadores "Nivel de desagrado hacia las complicaciones de la enfermedad de la D.M.", "Nivel de comodidad al establecer contacto con niños diabéticos", "Nivel de motivación hacia la búsqueda de ayuda terapéutica para sí mismo y su hijo diabético" y "Nivel de comodidad para expresar sus emociones", los cuales están conformados por 23 ítems. En consecuencia, se inició el análisis de la dimensión con el propósito de determinar si existen diferencias significativas entre los indicadores y alternativas que la conforman. Para ello, se aplicó el cálculo de las medias y porcentajes obteniendo el siguiente resultado:

Tabla N° 2

Dimensión: Componente Afectivo

Indicadores	Muy de Acuerdo (4)		De Acuerdo (3)		En Desacuerdo (2)		Muy en Desacuerdo (1)	
	Media	%	Media	%	Media	%	Media	%
Nivel de desagrado hacia las complicaciones de la enfermedad de la diabetes mellitas	9	30,0%	9,6	32,0%	6,2	20,7%	5,2	17,3%
Nivel de comodidad al establecer contacto con niños diabéticos	7,8	26,1%	9,8	32,8%	5,3	17,8%	7	23,3%
Nivel de motivación hacia la búsqueda de ayuda terapéutica para sí mismo y su hijo diabético	9,4	31,4%	8,1	27,1%	6,1	20,5%	6,3	21,0%
Nivel de comodidad para expresar sus emociones	7,6	25,3%	9,6	32,0%	8	26,7%	4,8	16,0%
Totales	**8,5**	**28,22%**	**9,3**	**30,98%**	**6,4**	**21,40%**	**5,8**	**19,40%**

Fuente: Toro, M. (2013)

Al observar la tabla N° 2, se puede apreciar que el indicador "Nivel de desagrado hacia las complicaciones de la enfermedad de la diabetes mellitus" obtuvo como porcentaje mayor en la alternativa "De Acuerdo" con un 32,00%, seguida de la alternativa "Muy de Acuerdo" con el 30,00%, mientras que "En Desacuerdo" presenta el 20,70% y el que menos valor obtuvo fue "Muy en Desacuerdo" con el 17,30%.

Esto resultados obtenidos del indicador, permitieron conocer existencia según el baremo de una categoría "Media" de nivel de desagrado por parte de los padres con respecto a aquellas complicaciones que impiden el desarrollo de sus hijos, lo cual repercute directamente en el afecto sobre sus hijos, lo cual coincide con lo señalado por Steinhauer (1974), quien considera que toda enfermedad crónica en el niño representa una crisis para la familia ya que se enfrenta a una serie de tensiones, exigencias emocionales y demandas que impondrán una carga afectiva en las relaciones dentro de la unidad familiar.

Al observar el resultados del indicador "Nivel de comodidad al establecer contacto con niños diabéticos", se aprecia que la alternativa con mayor porcentaje fue "De Acuerdo" con el 32,80%, mientras que "Muy de Acuerdo" obtuvo el 26,10%, seguida de "En Desacuerdo" con el 17,80%, y "Muy en Desacuerdo" con el 23,30%. Por lo tanto, con estos resultados obtenidos, ninguna de las alternativas se puede catalogar como "Alta o Muy Alta", lo cual conlleva a pensar que no existe un nivel de comodidad de los padres para establecer contacto con niños diabéticos.

Por lo tanto, el resultado obtenido concuerda con lo señalado por Patterson (1995), quien afirma que la enfermedad crónica en el hijo altera la familia y presenta cambios en sus patrones de comportamiento, especifica que la madre sobre protectora, demasiado apegada al hijo, tal vez intente asegurar que se satisfagan sus necesidades médicas y trate de compensar la culpa, el dolor y el sufrimiento; esto hace que se aleje del padre y éste último de su hijo, porque para él es muy difícil satisfacer las exigencias emocionales que le provoca la enfermedad y su estilo de afrontamiento es aumentar su trabajo, evadiendo la realidad.

Los resultados obtenidos del indicador "Nivel de motivación hacia la búsqueda de ayuda terapéutica para sí mismo y su hijo diabético" fueron los más heterogéneos entre las alternativas seleccionadas, siendo el mayor valor la alternativa "Muy de Acuerdo" con el 31,40% que según el baremo se ubicó en la categoría "Media", mientras las demás alternativas no pasaron de la alternativa "Baja". Tal es el caso de "De Acuerdo" con el 27,10%, mientras que "En Desacuerdo" obtuvo el 20,50% y "Muy en Desacuerdo" solo el 21,00%.

Estos resultados muestran un nivel de motivación que presentan los padres para buscar ayuda terapéutica medio lo cual afecta emocionalmente en forma directa tanto a padres como hijos e incluso al resto de la familia. Por tanto, se debe tener en cuenta lo señalado por Galdó (2000) quien señala que si el equilibrio familiar previo a la enfermedad es precario, este se rompe, la ansiedad y el estrés de una enfermedad en el hijo son una sobrecarga emocional que no supera una familia disfuncional.

Considera que los niños enfermos llevan a los padres a crisis económicas, la madre se sobrecarga de tareas domésticas y no puede aportar económicamente a la familia. Es necesario acotar que la poca orientación educativa y psicológica para atender a estos padres es muy evidente, ya que para ello se necesita de un equipo multidisciplinario que permita difundir, y abordar de manera integral a los padres en el área personal social donde no solamente el niño y sus padres sean atendidos clínicamente por el médico endocrinólogo o el nutricionista, sino también por especialistas de ayuda como lo es el orientador.

Aunado a esto Quiñones (1997), plantea en la observación de estas conductas ante el diagnóstico de la enfermedad del niño, trae considerar que es necesario esperar que transcurra algún tiempo desde que lo reciben hasta que se adapten. Lo primero que debe hacer el terapeuta es apoyarlos, pues la familia después de recibir el diagnóstico hace una gran resistencia seguida de una reacción de duelo por la pérdida de la salud y de los proyectos que se había trazado con su hijo, posteriormente es que se puede comenzar a orientar e intervenir.

Por su parte el indicador "Nivel de comodidad para expresar sus emociones" obtuvo como mayor resultado la alternativa "De Acuerdo" con un porcentaje del 32,00%, seguida por "Muy de Acuerdo" con el 25,30%, mientras que "En Desacuerdo" alcanzó el 26,70% y el valor más bajo correspondió a la alternativa "Muy en Desacuerdo" con el 16,0%. Al apreciar a fondo el resultado de este indicador, se percibe según el baremo que ninguna de las alternativas señaladas por los encuestados alcanza a sobrepasar por muy poco la categoría "Media".

Por tanto, este resultado debería ser superior si los padres pudieran expresar adecuadamente sus emociones con respecto a la enfermedad de sus hijos, es por ello, que se debería preparar a los padres emocionalmente para que eviten a posteriori problemas mayores en el entorno familiar.

En consecuencia estos resultados permiten corroborar lo señalado por Clavijo (2002), quien coincide en la necesidad que tienen las personas en expresar sus sentimientos debido al impacto que las enfermedad crónicas de uno de sus miembros provoca en la familia, incluyéndolo entre las 25 fuentes emocionales más importantes de estrés y crisis familiares. Karnblit (1995), por su parte, valora los recursos psicológicos que deben ser activados para poder establecer un equilibrio en el funcionamiento familiar, algo muy positivo porque da fórmulas para posibles soluciones.

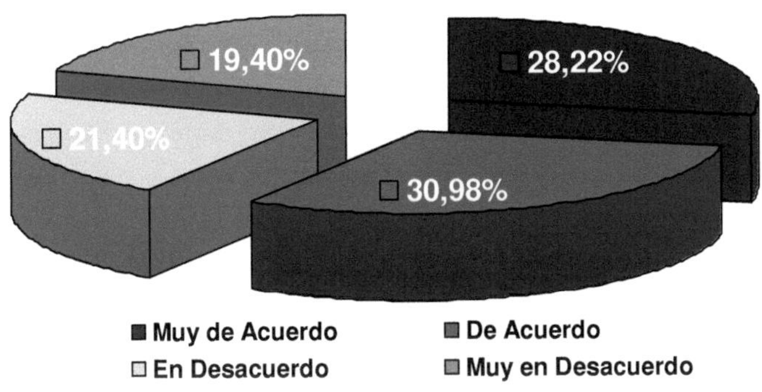

Gráfico N° 2: *Dimensión: Componente Afectivo.* Fuente: Toro, M. (2013)

Al resumir la dimensión Componente Afectivo, se puede observar en el Gráfico N° 2, que el porcentaje máximo obtenido fue la alternativa "De Acuerdo" con el 30,98%, demostrando con ello, que el componente afectivo que poseen los encuestados respecto a la diabetes que presentan sus hijos se encuentra en la categoría "Media", lo cual demuestra una división entre las diversas alternativas por la falta de ayuda especializada que permita emocionalmente combatir la debilidad que existe en cuanto al manejo de este tipo de enfermedad.

En este sentido, el resultado concuerda con Paricoto (2003) quien afirma que es posible que en una actitud haya más cantidad de un componente que de otro. Algunas actitudes están cargadas de componentes afectivos y no requieren más acción que la expresión de los sentimientos. Es por ello que algunos psicólogos afirman que las actitudes sociales se caracterizan por la compatibilidad en respuesta a los objetos sociales.

Sin embargo, no es visto de igual modo por Rodríguez (1998) quien indica que el componente afectivo es el que ejerce mayor influencia sobre la conducta del individuo y se considera el más determinante de la actitud. Cuando las respuestas emocionales son positivas, las personas tienden a mantener las conductas que han provocado dichas emociones. Por el contrario, cuando las respuestas emocionales son negativas, se puede llevar a cabo acciones diferentes.

Dimensión: Componente Conductual

La dimensión "Componente Conductual", está conformada por cuatro (04) indicadores con veintiún (21) ítems. En consecuencia, se inició el análisis de la dimensión con el propósito de determinar si existen diferencias significativas entre los cuatro indicadores que la conforman. Para ello, se aplicó el cálculo de las medias y porcentajes obteniendo el siguiente resultado.

Tabla N° 3

Dimensión: Componente Conductual

Indicadores	Muy de Acuerdo (4)		De Acuerdo (3)		En Desacuerdo (2)		Muy en Desacuerdo (1)	
	Media	%	Media	%	Media	%	Media	%
Intensión para atender a niños que padecen la enfermedad	9,6	32,0%	12,4	41,3%	4,6	15,3%	3,4	11,3%
Tendencia a conversar con niños o adultos diabéticos sobre su enfermedad	8,7	28,9%	12,7	42,2%	4,2	13,9%	4,5	15,0%
Disposición a informarse sobre la enfermedad	7,3	24,4%	11,5	38,3%	6,2	20,6%	5	16,7%
Inclinación a conversar con especialistas sobre las complicaciones fisiológicas	15	50,0%	11,75	39,2%	1,75	5,8%	1,5	5,0%
Totales	10,2	33,83%	12,1	40,26%	4,2	13,90%	3,6	12,00%

Fuente: Toro, M. (2013)

Como se puede observar en la tabla N° 5, se aprecia que el indicador "Intensión para atender a niños que padecen la enfermedad" obtuvo como porcentaje mayor la alternativa "De Acuerdo" con un 41,3%, seguida de las alternativas "Muy de Acuerdo" con el 32,00%, "En Desacuerdo" con el 15,3%, mientras que la alternativa "Muy en Desacuerdo" alcanzó el 11,30%.por el grupo encuestado.

Los resultados obtenidos muestran que el 41,3% sólo alcanzó la categoría "Media" según el baremo, lo cual representa que están de acuerdo en tener intención de atender a los niños que padecen la enfermedad. Este resultado, muestra las deficiencias y necesidad que existentes en el componente conductual de los padres que impide alcanzar una categoría "Alta o Muy Alta".

Este resultado confirma lo señalado por Beaser (2005), quien considera que tanto médicos como a orientadores o psicólogos y otros profesionales tienen la tarea de trabajar en conjunto para atender de forma integral a tantas personas afectadas por esta enfermedad y proporcionarles información que pueda servir de ayuda para lograr establecer un equilibrio en todas las áreas que puedan ser afectadas, principalmente el área fisiológica y posteriormente las emocionales, familiares, académicas, laborales, recreativas entre otras; sabiendo que el ser humano por naturaleza propia se inclina a traspolar a otros contextos las situaciones que le afectan.

Al observar el resultados del indicador "Tendencia a conversar con niños o adultos diabéticos sobre su enfermedad", se aprecia que la alternativa "De Acuerdo" fue la más valorada por los padres encuestados con el 42,2% ubicándose según el baremo en la categoría "Media", mientras que la alternativa "Muy de Acuerdo" obtuvo el 28,90%, seguida de "Muy en Desacuerdo" con el 15,00% y "En Desacuerdo" con apenas el 13,90%.

El resultado muestra que los padres medianamente están de acuerdo a conversar sobre la enfermedad de sus hijos, lo cual según señala Santamaría (2003), para conseguir que los enfermos, específicamente con diabetes y sus familiares desarrollaran un mejor control sobre la enfermedad, es necesario mantener conversaciones que permitan mejorar sus conocimientos sobre la misma, aumentando el nivel de aceptación y mejorando sus habilidades en la práctica de los autocuidados necesarios para llegar a ser lo más autosuficientes posibles.

En referencia al indicador "Disposición a informarse sobre la enfermedad" sólo la alternativa "En Desacuerdo" alcanzó una categoría de "Media", mientras las demás alternativas no pasaron de la categoría "Baja", siendo "Muy de Acuerdo" con el 24,4% seguida de "En Desacuerdo" con el 20,60% y "Muy en Desacuerdo" con el 16,70%.

Estos resultados muestran un nivel deficiente en la disposición a informarse por parte de los padres con respecto a la enfermedad de sus hijos, lo cual Según Salazar (1998), considera que esta actitud que tienen los padres es parte del componente conductual el cual puede incluir elementos como intenciones de acercamiento hacia el objeto de la actitud a través de la búsqueda de información o de rechazo a la misma, es decir, hacia la documentación sobre el objeto de la actitud; intención de acercamiento o de rechazo propiamente dicha en la cual el sujeto manifiesta una conducta pre-motora, en donde no se concreta el acercamiento pero está en disposición o no de hacerlo y la participación activa en actividades de acercamiento o evitación del contacto con el objeto de la actitud.

Por su parte el indicador "Inclinación a conversar con especialistas sobre las complicaciones fisiológicas" obtuvo como mayor resultado la alternativa "De Acuerdo" con un porcentaje del 50,00%, seguida por "Muy de Acuerdo" con el 39,20%, mientras que "En Desacuerdo" alcanzó el 5,80% y el valor menor correspondió a la alternativa "Muy en Desacuerdo" con el 5,0%. Al apreciar a fondo el resultado de este indicador, se aprecia según el baremo ninguna de las alternativas señaladas por los encuestados alcanzan a sobrepasar la categoría "Media" lo cual, significan que los padres por alguna razón no están predispuestos a conversar con los especialistas sobre las complicaciones que pueden tener sus hijos por culpa de la enfermedad.

Por tanto, este resultado debería ser superior si los padres pudieran comprender lo considerado por Miller (1972), quien señala que en muy pocas enfermedades está tan condicionado el éxito terapéutico de la actitud del paciente, de la dinámica de la familia y la relación orientador/paciente como en la diabetes. Asimismo, considera el autor que la necesidad de programas de educación para la diabetes en menores de edad y sus familiares, es el pilar fundamental para logra un cambio positivo en la actitud del núcleo familiar.

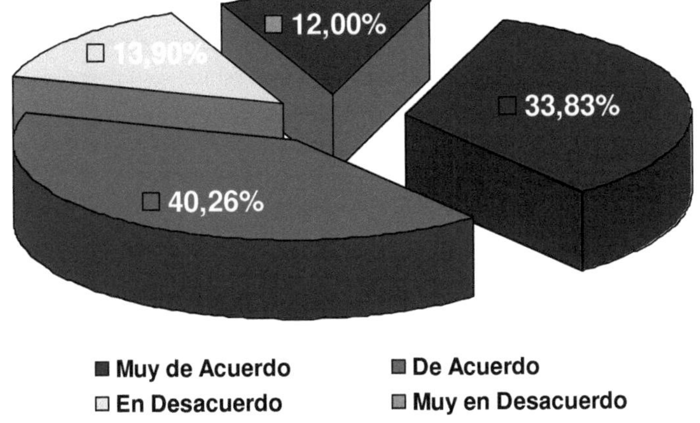

Gráfico N° 3: *Dimensión: Componente Conductual.* Fuente: Toro, M. (2013)

Al resumir la dimensión "Componente Conductual", se puede observar en el Gráfico N° 3, que el porcentaje máximo obtenido fue la alternativa "De Acuerdo", (40,26%), lo cual demuestra según el baremo una "Media" conductual entre los encuestados respecto a la diabetes que padecen sus hijos.

Por tanto, el resultado muestra las carencias conductuales que presentan la actitud de los padres con respecto a un objeto específico como es la enfermedad de sus hijos corroborando lo expresado por Salazar (1998), quien considera que las intenciones, disposiciones o tendencias abarcan las intenciones conductuales del individuo frente a un objeto o situación, refiriéndose a la conducta potencial asumida frente al mismo. La intención conductual consiste en la tendencia de reaccionar hacia los objetos de una determinada manera, estableciendo una intención conductual o componente activo de la actitud.

Steinhauer (1974), menciona como factores que influyen en la reacción de la familia la gravedad de la dolencia y la disponibilidad de un tratamiento eficaz, edad de comienzo de la enfermedad y del diagnóstico, presencia de alteración emocional previa, naturaleza y efecto de la propia enfermedad, presencia o ausencia de hermanos afectados, hospitalizaciones y método quirúrgico, costo y aumento de gastos, efectos del tratamiento en casa y restricciones en la vida familiar. Considera que deben ser tratadas las reacciones emocionales de la familia y los mecanismos de defensa que sus miembros utilizan, incluyendo las reacciones de la comunidad y el aislamiento de los padres del medio social.

Variable: Actitud de los Padres hacia la Enfermedad de sus Hijos (Resumen)

Resumiendo la variable "Actitud de los Padres hacia la Enfermedad de sus Hijos", la cual está conformada por tres (03) dimensiones "Componente Cognitivo, Componente Afectivo y Componente Conductual". Esta variable presenta en la tabla N° 4, los resultados obtenidos al calcular las medias porcentuales correspondientes a los indicadores de cada una de dichas dimensiones previamente señaladas.

Es por ello, que al apreciar los aspectos señalados concernientes a la variable, se pone de manifiesto que existen diferencias en cuanto a la ponderación asignada a cada una de las tres dimensiones en cuestión, lo cual obedece a que el valor mayor promedio obtenido se mantuvo en la categoría "Media" y correspondió a las alternativas "De Acuerdo" con el 33,65% y "Muy de Acuerdo" 29,56%, mientras que las alternativas "En Desacuerdo" con el 18,94% y "Muy en Desacuerdo" con el 17,86% sólo alcanzaron la categoría "Baja" según el baremo.

Tabla N° 4

Variable: Actitud de los Padres hacia la Enfermedad de sus Hijos (Resumen)

Dimensiones	Muy de Acuerdo (4)		De Acuerdo (3)		En Desacuerdo (2)		Muy en Desacuerdo (1)	
	Media	%	Media	%	Media	%	Media	%
Componente Cognitivo	8,0	26,62%	8,9	29,69%	6,5	21,52%	6,7	22,17%
Componente Afectivo	8,5	28,22%	9,3	30,98%	6,4	21,40%	5,8	19,40%
Componente Conductual	10,2	33,83%	12,1	40,26%	4,2	13,90%	3,6	12,00%
Totales	8,9	29,56%	10,1	33,65%	5,7	18,94%	5,4	17,86%

Fuente: Toro, M. (2013)

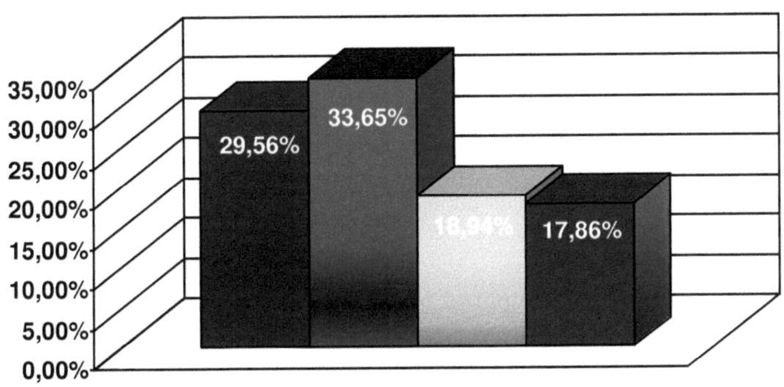

Gráfico N° 4: *Variable: Actitud de los Padres hacia la Enfermedad de sus Hijos (Resumen).* Fuente: Toro, M (2013)

Por lo tanto, se puede apreciar en el gráfico 4 que claramente se evidencia las deficiencias que presenta la actitud de los padres hacia la diabetes que padecen sus hijos, lo cual puede ser debido en la mayoría de los casos a la carencias de un componente cognitivo el cual presenta la falta de conocimientos básicos o inadecuados que perjudican su desenvolvimiento ante una problemática que desconocen en relación a cómo tratar un paciente con este tipo de enfermedad.

De igual manera, la actitud de los padres con referencia al componente afectivo, donde presentan carencias muy significativas que se muestra en el desagrado, incomodidad y desmotivados, debido a la falta de ayuda de un equipo multidisciplinario para preparar a las familias y así sobrellevar el cambio de vida que tendrán sus hijos.

En referencia a la actitud de los padres basado en su componente conductual, se pudo apreciar en los resultados la existencia de tensión a la hora de comparar como tratar a su hijo con la enfermedad y a otros completamente sanos. Asimismo, existe una inadecuada disposición para informarse de la enfermedad y poca inclinación a conversar con los especialistas sobre el tema.

Por tanto, al resumir la actitud que presentan los padres con sus hijos enfermos de diabetes, el resultado muestra el requerimiento que poseen en sus componentes tanto a nivel cognitivo, afectivo y conductual para sobrellevar la enfermedad de sus hijos. Es por ello, que se debería tener en cuenta lo señalado por Fishbein y Ajzen (1980), quienes evidencian que la actitud consta de tres componentes cognitivo, afectivo y conductual, los cuales son esenciales para abarcar el análisis de los pensamientos o creencias del sujeto, así como también, las emociones y conductas; pudiendo ser explicada a partir de estas distintas dimensiones que están relacionadas entre sí.

Este análisis, trae como reflexión que para tratar a un individuo enfermo es necesario centrarse en el contexto familiar, valorar todos los recursos disponibles por parte de la familia, así como valerse de esta como un gran sistema de apoyo que puede contribuir al restablecimiento de la armonía perdida. Con el niño enfermo crónico es fundamental asistir a cualquier miembro de la familia que por estar al tanto del paciente puede sentirse extenuado o desarrollar una depresión o ansiedad reactiva.

CONCLUSIONES

Tomando en cuenta los resultados obtenidos y los objetivos planteados por la investigadora, se plantea las siguientes conclusiones:

Considerando que los padres que fueron encuestados tienen hijos diagnosticados con diabetes mellitus desde hace un (1) año, se determinó que la actitud de estos hacia la enfermedad de diabetes que tienen sus hijos es en gran medida negativa, de manera detallada se observa que en el componente cognitivo los padres presentan conocimientos mínimos o inadecuados trayendo como consecuencia un mal desenvolvimiento ante la problemática, desconociendo cómo tratar a un paciente con este tipo de enfermedad y requiriendo adquirir mayores conocimientos para sobrellevar una actitud mas positiva frente a la misma.

Se encontró también que no tienen una información adecuada que les permita conocer las consecuencias físicas y las limitaciones que pueden presentar sus hijos si no asumen una responsabilidad para llevar un control adecuado.

En cuanto al nivel de información que manejan sobre las previsiones y el conocimiento sobre los efectos que produce la enfermedad se considera que están en una categoría media. En este sentido, las creencias que manejan los padres se familiarizan con ausencia de información, desconocimiento de las previsiones y limitaciones, poco conocimiento acerca de la enfermedad, ideas no tan claras sobre los efectos de la enfermedad.

Por otra parte, en referencia al componente afectivo, se presentan carencias muy significativas que muestra el desagrado, incomodidad y desmotivación, debido a la falta de ayuda de un equipo multidisciplinario para preparar a las familias y así sobrellevar el cambio de vida que tendrán sus hijos.

En relación al comportamiento se pudo apreciar la existencia de tensión a la hora de comparar como tratar a su hijo con la enfermedad y a otros completamente sanos. Asimismo, existe una inadecuada disposición para informarse de la enfermedad y poca inclinación a conversar con los especialistas sobre el tema.

En general la enfermedad ha sido calificada como un estresor que desencadena una crisis en la familia como sistema y es importante el manejo de esta ya que es necesario reorganizarla y lograr que cumpla sus funciones. La crisis va a depender siempre de la vulnerabilidad familiar

En este sentido, se comprueba el impacto que la enfermedad del niño provoca en los miembros de la familia, lógicamente porque no se esperaba esta situación en él.

Es importante la valoración de la familia de un niño con una enfermedad crónica porque se moviliza emocionalmente como un todo y puede afectarse su relación con el entorno natural y sociocultural. Cuando se analizan los problemas que afronta la familia, no pueden ser olvidados los subsistemas familiares que sufren ante la presencia de un niño enfermo. Tanto los padres como pareja y los hermanos, hacen sus crisis, entre ellos y con el paciente.

RECOMENDACIONES

El estimulo de la presente investigación ha llevado a su autor a sugerir las siguientes recomendaciones para futuras investigaciones que se quieran realizar desde la línea de familia:

1. Si bien es cierto, hablar del tema de enfermedad crónica genera en muchas personas actitudes desfavorables sobre todo cuando se trata de aquellas que están mas cerca de quien padece la enfermedad, sin embargo; se hace necesario entre los Orientadores profundizar sobre temas que se relacionen con enfermedades crónicas y la importancia del rol del orientador en cuanto al abordaje psico-educativo en estas circunstancias inesperadas.

2. Es de resaltar que el orientador debe estar claro sobre el trabajo que tiene como profesional de ayuda y sobre todo en temas como el presentado en dicha investigación, lo importante es que jamás se pierda la convicción que como profesionales están llamados a conocer a profundidad sobre los mismos, inclusive a aportar grandes soluciones que desde el punto educativo las mismas sean preventivas y desarrollistas.

3. De lo anteriormente expuesto entonces también se recomienda proponer una intervención psico-educativa para trabajar la actitud de los padres hacia la enfermedad de Diabetes mellitus que tienen sus hijos y de esta manera dejar una huella en el contexto medico- asistencial, donde el rol del orientador tiene tanta importancia como lo tiene en otros contextos.

4. Surge entonces la inquietud de dejar como reflexión que todos los Orientadores deben recibir, durante sus estudios de pre y postgrado una formación más detallada en atención personal y grupal para abordar casos de enfermedades crónicas incluyendo fundamentos teóricos y praxis.

5. Se debe estimular a los estudiantes de la Maestría en Orientación a trabajar en investigaciones de la línea de familia en el área personal y a involucrarse en otros contextos de la orientación donde se marque una diferencia del trabajo que se hace, el cual no se limita en el contexto educativo sino que traspola otras fronteras.

6. Se recomienda a los Centros de Salud Públicos y Privados, tomar en consideración los resultados que arrojó dicha investigación y los servicios que el Orientador brinda desde la educación a través de la tendencia preventiva y desarrollista, y así lograr desde un trabajo multidisciplinario el abordaje integral de los padres.

7. Por último se recomienda realizar otros estudios investigativos tomando como punto de partida esta investigación donde se profundice analizar cuál es la actitud de los padres frente a la enfermedad de Diabetes en sus hijos de acuerdo al tiempo de diagnóstico dado, así como otras donde se pueda comparar la actitud de la madre en contraste con la del padre frente a la enfermedad de sus hijo (a).

REFERENCIAS BIBLIOGRÁFICAS

ALLPORT, G. (1967). **Psicología de la Personalidad.** Barcelona: Paidos.

ASOCIACIÓN CATALANA DE DIABETES (ACD) (2005). **La Educación Terapéutica en la diabetes tipo I**. Recuperado el 12 de Junio de 2010 de http://www.acdiabetis.org:81/acd/cas/pdf/cap.3.pdf.

AJURIAGUERRA, J. (1987). **Manual de Psicopatología del niño**. Barcelona: Masson, 408-21.

ALVAREZ, L.; RUEDA, Z.; GONZÁLEZ, L., y ACEVEDO, L. (2010). **Promoción de actitudes y estrategias para afrontamiento de la diabetes mellitus y la hipertensión arterial en un grupo de enfermos crónicos**. Bucaramanga.

BALESTRINI A., M. (2002). **Como se elabora el proyecto de Investigación**. Consultores Asociados Servicio Editorial. Caracas, Venezuela.

BANDURA, A. (1977). **Social Learning theory**. Consulting Psychologist.

BARON, R., y BYRNE, D. (2005). **Psicología Social**. (8va edición). Editorial Prentice Hall. Madrid, España.

BARROSO, Manuel (2006). **Ser familia**. Editorial Galac, S,A Caracas. Venezuela.

BAVARESCO DE PRIETO, A. (2004). **Proceso metodológico de la investigación: Cómo hacer un diseño de investigación**. Maracaibo, Ediluz, Venezuela.

BEASER, R. S.; GARBUS, S. B., y JACOBSON, A. M. (2005). **La diabetes mellitas**. In: Spilker, B. (ed.): Calidad de Vida y Farmacoeconomía en los ensayos clínicos. (2RD ed.) Philadelphia: Jb lippincott, p.p. 983-991.

BERRUETA, L., y GUTIERREZ, R. (2004). **Actitud de los estudiantes de psicología hacia la adopción de niños.** T.E.G. Universidad Rafael Urdaneta. Maracaibo, Venezuela.

BISQUERRA, R. (Coord.) (1998). **Modelos de orientación e intervención psicopedagógica**. Barcelona: Praxis.

BOGARDUS, E. (1925). **Escala de la distancia social**. E.E.U.U: Edit. EMAPE.

CASTEJON. H. (2010). **Conferencia del Rol del Orientador como Investigador**. Zulia, Venezuela.

CACERES. P. (2003). **La Terapia de Grupo como Herramienta de Trabajo en la Educación Sanitaria de los Pacientes con Diabetes Mellitus**. Recuperado el 08 de Junio de 2010 de http://dialnet.unirioja.es/servlet/listaarticulos?tipo_busqueda=EJEMPLAR&revista_busqueda=2354&clave_busqueda=70433

CENTRO MÉDICO DOCENTE LA TRINIDAD EN VENEZUELA (2002). **Taller de Apoyo al Paciente con Diabetes y sus Familiares**. Recuperado el 21 de Mayo de 2010 de http://www.diabetesaldia.com/este_med/en0fo/fesenas,hfm

CELLI, A., y ROMERO, R. (2001). **Actitud de las Madres ante la Experiencia de un Hijo con Parálisis Cerebral**. Recuperado el 12 de Junio de 2010 de http://www.bibliodar.mppeu.gob.ve/?q=node/54540&backtocolection=repo/LUZ%20-%20Revistas%20Cient%C3%ADficas%20y%20Human%C3%ADsticas.

CORRAL, I. (2003). **El mundo intelectual del adolescente**. Barcelona: Voc.

CLAVIJO, A. (2002). **Crisis Familia y Psicoterapia**. La Habana: Ciencias Médicas.

CHÁVEZ, N. (2001). **Introducción a la Investigación Educativa**. Maracaibo: Artes Gráficas.

DÍAZ, M. (2000). **Orientación Familiar para padres de niños con disfunción cerebral motora**. Universidad del Zulia. Maracaibo, Estado Zulia.

FESTINGER, L. (1957). **Teoría de la disonancia cognoscitiva**. Evanston, IL: Row and Peterson.

FESTINGER, L., y KATZ, D. (1975). **Los Elementos de la Investigación en las Ciencias Sociales**. Biblioteca de Psicología Social y sociológica. Buenos Aires, Argentina. Paidos.

FISHBEIN, M., y AJZEN, I. (1980). **Understanding attitudes and predicting social behavior.** New Jersey: Prentice-Hall, Inc.

GALDÓ, G. (2000). **La patología social en el marco de la nueva pediatría**. Revista Española de Pediatría, 56(331), 3-19.

GONZÁLEZ, A. (2001). **Las funciones del docente**. México: Trillas.

HERNÁNDEZ, R.; FERNÁNDEZ, L., y BAPTISTA, P. (2003). **Metodología de la Investigación Holística**. Caracas: SIPAC-IUTC.

HEIDER, F. (1958). **La teoría del equilibrio**. Edit. Martínez Roca.

HOSPITAL GENERAL DE NIÑOS "DR. PEDRO DE ELIZALDE", Buenos Aires, Argentina (2000). **Psiconeuroinmunoendocrinos de Diabetes**. Recuperado el 25 de Mayo de 2010 de http://www.elizalde.gov.ar/inve/Res_monogr%E1ficos.pdf.

HURTADO, I., y TORO, J. (1998). **Paradigmas y Métodos de Investigación en tiempos de Cambio**. Editorial Episteme.

JAIMES, M., y ZABALA, M. (2010). **Actitud hacia la sexualidad en adolescentes con cáncer**. Recuperado el 01 de mayo de 2011 de http://200.35.84.131/portal/bases/marc/texto/3201-11-04248.pdf

KAMBLIT, A. (1995). **Un criterio ecológico sobre la salud y la enfermedad**. *Sistema corporal y sistema familiar, algunas articulaciones*. Argentina (repring s/e) 39-64.

LEÓN (2000). **Valores predominantes en Familias en Crisis**. Recuperado el 05 de Junio de 2010 de www.slideshare.net/ilfamutpl/tesis-valores-y-familia.

LEVENTHAL (1984). **Evaluación Psicosocial de los niños con enfermedades físicas crónicas**. Madrid: Emalsa, 73-88.

Lima, Peru (2005). **Campamento Campo Amigo Internacional**. Recuperado el 08 de Junio de 2010 de www.interactive.net.ec/.../fundacion_ayuda_mejorando_la_vida_de_los_ninos_que_vive n_con_dia.html

LOURO, I. (2005). **Modelo de Salud del grupo familiar**. Revista Cubana de salud pública, 31(4), Extraído en Febrero de 2006 desde http://www.sld.cu /sitios/revsalud/index.ph

LORENZO, A.; ALBA, L.; RODRÍGUEZ, MC., y VARGAS, S. (2005). **Psicología de la Salud en la atención a niños y adolescentes**. En: E. Hernández y J. Grau. *Psicología de la Salud* Fundamentos y aplicaciones (pp.296-323). Guadalajara: Universidad de Guadalajara.

MARTÍNEZ, C. (2001). **Salud Familiar**. La Habana: Ciencia y Técnica, 129-33.

MINISTERIO DEL PODER POPULAR PARA LA EDUCACIÓN (2009). **Sistema Nacional de Orientación. Documento Oficial DOP-2009-01**. http://www.mppeu.gob.ve/web/uploads/documentos/documentosVarios/pdf18-12-2009_11:28:58.pdf

MORALES, F. (2007). **Psicología Social**. Editorial Prentice Hall Argentina, Buenos Aires, Argentina.

MORRIS, Ch. (2000). **Psicología, un nuevo enfoque**. Editorial Prentice-Hall, Hispanoamericana.

OSORIO, M.; BAZÁN, G., y PAREDES, M. (2006). **Afrontamiento de los padres de niños con padecimientos crónicos**. En; Osorio M y L. Oblitas, *Psicología de la Salud Infantil*. Bogotá: Psicom. (Formato electrónico) Extraído desde http:/www.librosdepsicologia.com.

OSGOOD, Ch. E.; SUCI, G.J., y TANMENBAUM, P.H. (1957). **Método del diferencial semántico**. México: Editorial Trillas.

PAPALIA, D.; OLDS, S., y FELDMAN, R. (2004). **Desarrollo Humano**. Mc Graw HILL. México, D.F.

PARICOTO, R. (2003). **Nivel de autoestima de alumnos de cuarto grado de educación básica**. Perú.

PATTERSON, J. (1995). **Refuerzos para familias en situaciones de estrés**. Clínicas Pediátricas de Norteamérica, 1, 51-52.

PAVLOV, I. P. (1980). **Reflejos condicionados**. Madrid: Edit. Biblioteca Nueva.

PIAGET, J. (1947). **El nacimiento de la inteligencia del niño**. México: Edit. Mc Graw Hill.

PIRELA, G. (2009). **La Bioética como componente axiológico curricular de la Facultad de Odontología de la Universidad del Zulia: Evaluación y tendencia**. Tesis Doctoral para optar al título de Doctora en Ciencias de la Educación. Universidad Rafael Belloso Chacin. Maracaibo, Estado Zulia.

QUIÑONEZ, I. (1997). **Atención Psicológica al niño con enfermedad crónica**. Tesis de especialista en Psicología de la Salud. I.S.C.M. Villa Clara.

ROCA, MA. (2006). **La familia del enfermo crónico. Un sitio cubano para cultivar salud**. Infomed. Extraído en Septiembre de 2006 desde http://wwwsaludparalavida.sld.cu/index.php.

RODRÍGUEZ, A. (1998). **Psicología Social.** México: Editorial Trillas.

RODRÍGUEZ, C. R. (2003). **Concepto y actitudes de los niños asmáticos y sus familias ante la salud, la enfermedad y las medicinas**. Extraído el 5 de febrero de 2005 desde http://www.comft.es

ROGERS, C. (1972). **Psicoterapia centrada en el cliente**. Buenos Aires: Paidós.

ROGERS, C. (1978). **Orientación psicológica y psicoterapia**. Madrid: Narcea.

SABINO, C. (1996). **El Proceso de Investigación**. Editorial Lumen.

SALAZAR, J. (1998). **Psicología Social**. México: Editorial Trillas.

SIERRA, R. (2004). **Técnicas de Investigación Social**. (14va Edición). Madrid, España.

SKINNER, B. F. (1957). **Verbal behavior**. New York: Appleton-Century-Crofts.

McGUIRE, W. J. (1969). **Formación de Actitudes.** Madrid: Edit. Paidos.

SYLVIA, F., y VICTORIA, F. (2005). **Talleres de Recuperación de Salud en la V Región**. Recuperado el 05 de Junio de 2010 de www.saval.cl/link.cgi/MundoMedico/Noticias/4621.

STEINHAUER, P.; MUSHIN, D., y RAE-GRANT, Q. (1974). **Aspectos Psicológicos de la enfermedad crónica**. *Clínicas Pediátricas de Norteamérica, 21*, 825-40.

TAMAYO y TAMAYO, M. (1994). **El Proceso de la Investigación Científica**. Limusa/ Noriega. Editores. México.

TRIANDIS, H. (1957). **Medición de actitudes**. México: Edit. Mc Graw Hill.

VASQUEZ, Y. (2002). **Vida cotidiana em madres de niños especiales.** Universidad del Zulia. Maracaibo, Estado Zulia.

VIEIRA, M.A., y GARCÍA, R. (2002). **Criancas e adolescentes com doenca cronica: Convivendo com mudanças".** Rev. Latino-Am Enfermagem, 10 (4)July/aug.

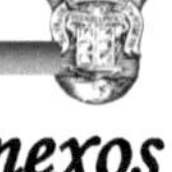

Anexos

Anexo 1

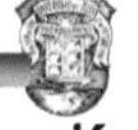

Instrumento para la recolección de la Información

REPÚBLICA BOLIVARIANA DE VENEZUELA
UNIVERSIDAD DEL ZULIA
FACULTAD DE HUMANIDADES Y EDUCACIÓN
DIVISIÓN DE ESTUDIOS PARA GRADUADOS
MAESTRÍA: ORIENTACIÓN EDUCATIVA

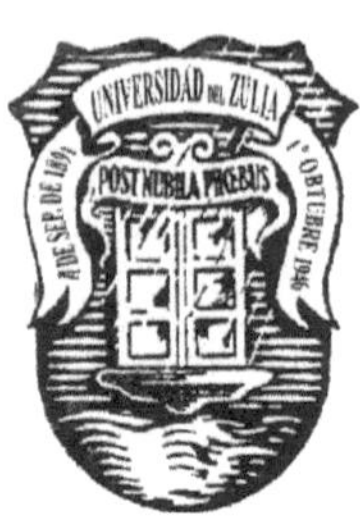

ACTITUD DE LOS PADRES HACIA LA ENFERMEDAD DE DIABETES MELLITUS QUE TIENEN SUS HIJOS

(INSTRUMENTO PARA LA RECOLECCIÓN DE INFORMACIÓN)

Autora: Lcda. Mirley Toro

Tutora: Dra. Geraldina Pirela

Maracaibo, 2012

CUESTIONARIO

Estimado padre, reciba un cordial saludo, el presente cuestionario es con la finalidad de solicitar su apoyo para dar respuesta a la investigación titulada: **ACTITUD DE   LOS PADRES HACIA LA ENFERMEDAD DE DIABETES MELLITUS QUE TIENEN SUS HIJOS**. No hay respuestas positivas o negativas, usted solo deberá responder de manera sincera y de acuerdo con su realidad. Cabe Destacar que este cuestionario es totalmente confidencial.

A continuación se presenta una serie de afirmaciones relacionadas con su actitud hacia la diabetes Mellitus (D.M). Para contestar coloque en el recuadro que se encuentra al lado derecho de cada afirmación la letra que represente su mejor opinión, de acuerdo a la siguiente escala:

A. Muy en desacuerdo.	C .De acuerdo
B. En desacuerdo.	D. Muy de acuerdo.

N°	ITEMS	
1	Creo que es importante resolver mis dudas sobre la enfermedad de Diabetes Mellitus.	
2	Creo que los niños con DM no deberían pensar acerca de su enfermedad.	
3	Logro sentirme bien cuando acudo a consulta médica con mi hijo.	
4	Estoy conforme con lo que se sobre la Diabetes Mellitus	
5	Pienso que los niños con DM no pueden realizar preguntas sobre su enfermedad.	
6	Me siento en libertad de expresar mis emociones.	
7	Mi hijo(a) maneja mejor que yo la información sobre la DM	
8	Pienso que la enfermedad de DM en los niños afecta sus relaciones con los demás.	
9	Siento alegría cuando hablo con mi hijo sobre la DM	
10	Creo que debería recibir información constantemente sobre DM	
11	Creo q los pacientes diabéticos tienden a ser agresivos.	
12	Me pongo ansioso al conversar con amigos y/o familiares sobre la DM que tiene mi hijo	
13	Creo que conozco la causa de la enfermedad de DM.	
14	Poseo información sobre los cambios emocionales que experimenta el paciente diabético.	
15	Tengo miedo que mi hijo me rechace por padecer su enfermedad.	
16	Pienso que investigar sobre la DM es una forma adecuada de conocer sobre la enfermedad.	
17	Me siento seguro cuando indago por mi propia cuenta sobre la DM.	
18	Suelo comparar a niños diabéticos con niños que no tienen la enfermedad.	
19	Considero que la información que tengo por mi experiencia sobre la DM es suficiente.	
20	Siento temor o miedo por los cambios físicos que pueda tener mi hijo por la enfermedad de DM.	
21	Si se me acerca un niño diabético me agradaría atenderlo.	

N°	ITEMS	
22	considero poco importante el manejo de la información sobre la DM	
23	Me desagrada la enfermedad de DM.	
24	Procuro ayudar a niños diabéticos en momentos que presentan hiperglicemias.	
25	considero poco importante el manejo de la información sobre la DM	
26	Siento culpa por saber que mi hijo padece de DM.	
27	Busco la manera de establecer conversaciones con niños diabéticos.	
28	Conozco las consecuencias físicas generadas por la enfermedad de DM	
29	Siento temor al observar niños que presentan síntomas relacionados con la enfermedad DM.	
30	Establecería contacto con niños que padecen la enfermedad de DM	
31	Conozco las alteraciones que se producen a nivel físico en los niños diabéticos cuando falta insulina.	
32	Siento desagrado al observar personas diabéticas con complicaciones físicas por causa de la enfermedad.	
33	Al estar con otros padres que tienen hijos diabéticos suelo ser callado para no hablar del tema	
34	Pienso que después del tratamiento que se le coloque a mi hijo(a) tendrá dificultades para restringirse a algunos alimentos.	
35	Me disgusta observar a mi hijo consumiendo alimentos prohibidos	
36	Converso con mayor facilidad sobre la DM con personas que tengan la enfermedad.	
37	Suelo creer que mi hijo(a) es menos activo que otros niños de de edad.	
38	Siento incomodidad cuando ingiero alimentos dulces frente a mi hijo (a)	
39	Al hablar con mi familia sobre la DM me siento en confianza.	
40	Creo que realizándome exámenes de glicemias periódicamente me permite saber si padezco de DM	
41	Me siento incomodo cuando comparto con personas diabéticas.	
42	Puedo hablar abiertamente con otros padres de niños diabéticos con su enfermedad.	
43	Creo que la DM limita el buen funcionamiento de actividades	
44	Me siento a gusto cuando converso sobre el tema de diabetes con otros padres	
45	Rechazo hablar con mi hijo acerca de la DM.	
46	Creo q de lo que menos debería hablar es de la DM.	
47	Me dan ganas de llorar cuando estoy cerca de mi hijo.	
48	He aconsejado a otros padres sobre el tema de la DM	
49	Pienso que cualquier persona con DM debe evitar todo lo relacionado con azucares, dulces.	
50	Siento satisfacción cuando busco información sobre DM.	
51	Desde que mi hijo esta en control medico mi interés por la DM ha aumentado.	
52	Poseo conocimiento sobre las pautas a seguir para el buen funcionamiento del azúcar en la sangre en niños diabéticos.	
53	Siento que la enfermedad de mi hijo afecta sus relaciones de amistad.	
54	Evito asistir a eventos o lugares donde brinden información sobre la DM	
55	Conozco el tipo de alimentación que deben consumir los niños diabéticos.	
56	La poca experiencia en la enfermedad de DM me hace sentir frustrado	
57	Al hablar con mi familia sobre la DM me siento en confianza.	
58	Poseo información sobre la necesidad de adecuar los tratamientos de insulina y alimentación de manera particular en los pacientes diabéticos.	
59	Me sentiría motivado a asistir a un encuentro terapéutico para la familia.	

N°	ITEMS	
60	Puedo hablar abiertamente con otros padres de niños diabéticos con su enfermedad.	
61	Creo que soy responsable de las consecuencias que puede traer el hecho de consumir alimentos con alto contenido de azucares.	
62	Considero que los padres de niños diabéticos deben asistir a terapia	
63	Rechazo hablar con mi hijo acerca de la DM.	
64	Creo q la diabetes Mellitus es contagiosa.	
65	Considero que solo las madres de niños diabéticos deben asistir a las consultas	
66	He aconsejado a otros padres sobre el tema de la DM	
67	Pienso que se debe mantener una actitud positiva delante del niño diabético.	
68	Siento temor en asistir a terapia psicológica con mi hijo.	
69	Cuando se me presentan dudas sobre tratamiento de insulina o de alimentos para mi hijo acudo al médico especialista	
70	Creo que el consumir azucares podría desencadenar en mi la enfermedad de la DM.	
71	Me siento satisfecho por la forma como expreso mis sentimientos	
72	Tomo en cuenta las recomendaciones dadas por los médicos con respecto a la enfermedad de mi hijo.	
73	considero impertinente hablar sobre la DM frente a personas que la padezcan	
74	Asistiría a charlas , talleres o entrevistas en los que pueda tener información sobre la DM	

Escala de Respuestas:

A. Muy en desacuerdo.	C .De acuerdo
B. En desacuerdo.	D. Muy de acuerdo.

Anexo 2

Instrumento para la Validación de los Expertos

REPÚBLICA BOLIVARIANA DE VENEZUELA
UNIVERSIDAD DEL ZULIA
FACULTAD DE HUMANIDADES Y EDUCACIÓN
DIVISIÓN DE ESTUDIOS PARA GRADUADOS
MAESTRÍA: ORIENTACIÓN EDUCATIVA

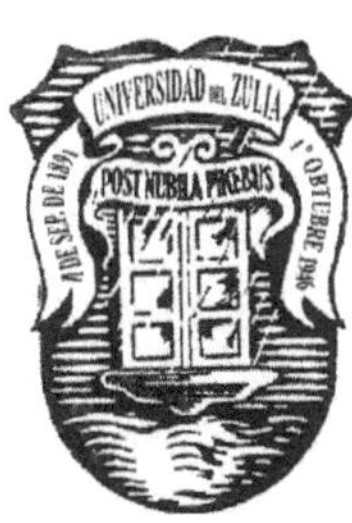

ACTITUD DE LOS PADRES HACIA LA ENFERMEDAD DE DIABETES MELLITUS QUE TIENEN SUS HIJOS

(INSTRUMENTO PARA LA VALIDACIÓN DE LOS EXPERTOS)

Autora: Lcda. Mirley Toro

Tutora: Dra. Geraldina Pirela

Maracaibo, 2012

Maracaibo, ________ de _________ de 2012

Ciudadano(a):

Dr (a):___________________________________

Presente.-

Por medio de la presente solicito su valiosa colaboración en el sentido de revisar el documento que se anexa para que emita juicios que permitan profundizar y perfeccionar el mismo. En la revisión, se le sugiere verificar si se presenta una relación coherente entre la variable y los ítems formulados.

Para facilitar la validación del instrumento, se elaboró un cuestionario que permitirá recolectar información con criterios establecidos con base en los objetivos de la investigación.

Conociendo su extraordinaria trayectoria académica, se le agradece su colaboración al responderlo

Atentamente,

Lcda. Mirley Toro

IDENTIFICACIÓN DEL EXPERTO

Nombre y Apellido: ____

Institución donde trabaja: _______________________________________

Titulo de pregrado: ____

Institución donde lo obtuvo: _____________________________________

Título de postgrado: ____

Institución donde lo obtuvo: _____________________________________

Trabajos publicados: ____

TITULO DE LA INVESTIGACIÓN

Actitud de los padres hacia la enfermedad de diabetes mellitus que tienen sus hijos.

OBJETIVOS DE LA INVESTIGACIÓN

Objetivo General

- Determinar cuál es la actitud de los padres hacia la enfermedad de la Diabetes Mellitus (Tipo 1) que tienen sus hijos.

Objetivos Específicos

- Describir las creencias que manejan los padres sobre la diabetes Mellitus de sus hijos como una medida de su actitud ante la enfermedad.

- Caracterizar las emociones más frecuentes que se manifiestan en los padres que tienen hijos diabéticos.

- Describir el comportamiento de los padres en el control de la enfermedad de diabetes mellitus de sus hijos.

SISTEMA DE VARIABLES

Variable: Actitud.

Definición Nominal: Actitud de los padres hacia la enfermedad de Diabetes Mellitus que tienen sus hijos:

Definición Conceptual: Conjunto de predisposiciones que implican pensamientos, sentimientos y la intensión conductual hacia un objeto actitudinal.

Definición Operacional: Este se logrará a través del estudio de las puntuaciones que se obtengan como producto de la aplicación del cuestionario y la evaluación a través de cogniciones, afectos e intenciones de los padres hacia la diabetes mellitus que tienen sus hijos, los cuales afectan el buen autocontrol de la enfermedad por parte del niño.

OPERACIONALIZACION DE LA VARIABLE

Variable	Dimensiones	Indicadores	Items
ACTITUD	Componente Cognitivo	Cantidad de conocimientos sobre la enfermedad de D.M en niños.	1,4,7,10,13.
		Cantidad de Información sobre las consecuencias físicas de la enfermedad de D.M.	16, 19, 22, 25, 28,31.
		Cantidad de Información sobre las consecuencias físicas de la enfermedad de D.M.	34, 37,40, 43.
		Nivel de información que maneja sobre previsiones que debe tener el diabético.	46, 49, 52, 55, 58.
		Tipo de Ideas sobre el efecto de la D.M.	61, 64, 67, 70,73.
		Nivel de conocimiento acerca de las consecuencias psicológicas de la enfermedad de D.M.	2, 5, 8, 11, 14.
	Componente afectivo	Nivel de desagrado hacia las complicaciones de la enfermedad de la D.M.	17, 20, 23, 26, 29.
		Nivel de comodidad al establecer contacto con niños diabéticos.	32, 35, 38, 41, 44, 47.
		Nivel de motivación hacia la búsqueda de ayuda terapéutica para sí mismo y su hijo diabético.	50, 53, 56, 59, 62, 65,, 68.
		Nivel de comodidad para expresar sus emociones.	71, 6,9, 12, 15.
	Componente Conductual.	Intensión para atender a niños que padecen la enfermedad de Diabetes Mellitus.	18, 21, 24, 27, 30.
		Tendencia a conversar con niños o adultos diabéticos sobre su enfermedad.	33, 36, 39, 42,45 , 48.
		Disposición a informarse sobre la enfermedad de diabetes mellitus	51, 54, 57, 60, 63., 66.
		Inclinación a conversar con especialistas sobre las complicaciones fisiológicas de la DM.	69, 72, 3, 74.

Fuente: Toro, M. (2013)

FORMATO DE VALIDACIÓN POR JUECES

Usted deberá evaluar cada ítem a través de tres diferentes aspectos: **redacción, coherencia con el indicador, secuencia**; utilizando para evaluar cada una de ellas la siguiente escala:

A: Adecuada.

R: Regular.

I: Inadecuada.

Al inicio de cada dimensión e indicador, encontrará una breve explicación conceptual, así como un espacio libre al final de cada fila, para la realización de observaciones que usted considere pertinentes. Se anexa el instrumento y su tabla de construcción.

DIMENSIÓN EVALUADA: Ítems que miden el componente **COGNITIVO** de la actitud el cual se define como toda la información que se posee sobre un objeto determinado y todo aquello que se cree acerca del objeto dado, a su vez, esta relacionado con el nivel cognoscitivo del sujeto, es decir, sus pensamientos y creencias.

INDICADOR: ítems que miden:

- **Cantidad de conocimientos sobre la enfermedad de D.M en niños.**

ITEMS	REDACCIÓN			COHERENCIA CON INDICADOR			SECUENCIA			OBSERVACIONES
1										
4										
7										
10										
13										

- **Cantidad de Información sobre las consecuencias físicas de la enfermedad de D.M.**

ITEMS	REDACCIÓN			COHERENCIA CON INDICADOR			SECUENCIA			OBSERVACIONES
16										
19										
22										
25										
28										
31										

- **Cantidad de creencias sobre las limitaciones que se generan por la enfermedad**

ITEMS	REDACCIÓN			COHERENCIA CON INDICADOR			SECUENCIA			OBSERVACIONES
34										
37										
40										
43										

- **Nivel de información que maneja sobre previsiones que debe tener el diabético.**

ITEMS	REDACCIÓN			COHERENCIA CON INDICADOR			SECUENCIA			OBSERVACIONES
46										
49										
52										
55										
58										

A: Adecuado   R: Regular   I: Inadecuado

- **Tipo de Ideas sobre el efecto de la D.M .**

ITEMS	REDACCIÓN			COHERENCIA CON INDICADOR			SECUENCIA			OBSERVACIONES
61										
64										
67										
70										
73										

- **Nivel de conocimiento acerca de las consecuencias psicológicas de la enfermedad de D.M.**

ITEMS	REDACCIÓN			COHERENCIA CON INDICADOR			SECUENCIA			OBSERVACIONES
2										
5										
8										
11										
14										

DIMENSION EVALUADA: ítems que miden el componente **AFECTIVO** de la actitud y se define como todo lo relacionado con los afectos, emociones y sentimientos asociados al objeto actitudinal, generando en el sujeto agrado o desagrado.

INDICADOR: ítems que miden:

- **Nivel de desagrado hacia las complicaciones de la enfermedad de DM.**

ITEMS	REDACCIÓN			COHERENCIA CON INDICADOR			SECUENCIA			OBSERVACIONES
17										
20										
23										

A: Adecuado   R: Regular   I: Inadecuado.

ITEMS	REDACCIÓN			COHERENCIA CON INDICADOR			SECUENCIA			OBSERVACIONES
26										
29										

- **Nivel de comodidad al establecer contacto con niños y/o adultos diabéticos.**

ITEMS	REDACCIÓN			COHERENCIA CON INDICADOR			SECUENCIA			OBSERVACIONES
32										
35										
38										
41										
44										
47										

- **Nivel de motivación hacia la búsqueda de ayuda terapéutica para si mismo y su hijo diabético**

ITEMS	REDACCIÓN			COHERENCIA CON INDICADOR			SECUENCIA			OBSERVACIONES
50										
53										
56										
59										
62										
65										
68										

A: Adecuado   R: Regular   I: Inadecuado

- **Nivel de comodidad para expresar sus emociones.**

ITEMS	REDACCIÓN			COHERENCIA CON INDICADOR			SECUENCIA			OBSERVACIONES
71										
6										
9										
12										
15										

DIMENSIÓN EVALUADA: ítems que miden componente **CONDUCTUAL**, que se define como la conducta explícita dirigida hacia un objeto o persona. Abarca el conjunto de conductas e intenciones conductuales del individuo frente al objeto actitudinal.

INDICADOR: ítems que miden:

- **Intensión para atender a niños que padecen la enfermedad de Diabetes Mellitus**

ITEMS	REDACCIÓN			COHERENCIA CON INDICADOR			SECUENCIA			OBSERVACIONES
18										
21										
24										
27										
30										

- **Tendencia a conversar con niños o adultos diabéticos sobre su enfermedad**

ITEMS	REDACCIÓN			COHERENCIA CON INDICADOR			SECUENCIA			OBSERVACIONES
33										
36										
39										
42										

A: Adecuado   R: Regular   I: Inadecuado

ITEMS	REDACCIÓN			COHERENCIA CON INDICADOR			SECUENCIA			OBSERVACIONES
45										
48										

- **Disposición a informarse sobre la enfermedad de diabetes mellitus**

ITEMS	REDACCIÓN			COHERENCIA CON INDICADOR			SECUENCIA			OBSERVACIONES
51										
54										
57										
60										
63										
66										

- **Inclinación a conversar con especialistas sobre las complicaciones fisiológicas de la DM.**

ITEMS	REDACCIÓN			COHERENCIA CON INDICADOR			SECUENCIA			OBSERVACIONES
69										
72										
3										
74										

A: Adecuado   R: Regular   I: Inadecuado

Juicio del Experto

En líneas generales, considera usted que los indicadores de la variable son:

Adecuados _____ **Regulares** _____ **Inadecuados** _____

Observaciones:

____
____
____

Considera que los reactivos del cuestionario miden los indicadores seleccionados para la variable, de manera:

Adecuada _____ **Regular** _____ **Inadecuada** _____

Observaciones:

____
____
____

El instrumento diseñado mide la variable de manera:

Adecuada _____ **Regular** _____ **Inadecuada** _____

Observaciones:

____
____
____

El instrumento diseñado en cuanto a su redacción es :

Adecuado _____ **Regular** _____ **Inadecuado** _____

Observaciones:

____
____
____

125

CONSTANCIA

Yo, ____ C.I. N°________________

certifico que el día ______________________________ revisé como experto el

cuestionario diseñado por la Lcda. Mirley Toro, C.I: N° V-15.766.690 en la investigación

titulada: **"ACTITUD DE LOS PADRES HACIA LA ENFERMEDAD DE DIABETES MELLITUS QUE TIENEN SUS HIJOS"**

Considero válido el instrumento: SI: ________   NO: ________

____
            Dr(a):
            C.I:

Anexo 3

Tabla de Confiabilidad

Cálculo del Coeficiente de Alfa Cronbach

Variable: Actitud de los padres hacia la enfermedad de la Diabetes Mellitus que padecen sus hijos

Dimensiones: Componente Cognitivo

Indicadores: Cantidad de conocimientos sobre la enfermedad de D.M en niños (Items 1, 4, 7, 10, 13); Cantidad de Información sobre las consecuencias físicas de la enfermedad de D.M. (Items 16, 19, 22, 25, 28, 31); Cantidad de creencias sobre las limitaciones que se generan por la enfermedad (Items 34, 37, 40, 43); Nivel de información que maneja sobre previsiones que debe tener el diabético (Items 46, 49, 52, 55, 58); Tipo de Ideas sobre el efecto de la D.M. (Items 61, 64, 67, 70, 73); Nivel de conocimiento acerca de las consecuencias psicológicas de la enfermedad de D.M. (Items 2, 5, 8, 11, 14)

Sujetos \ Items	1	4	7	10	13	16	19	22	25	28	31	34	37	40	43	46	49	52	55	58	61	64	67	70	73	2	5	8	11	14	Total Dimensión
	P.	P.	P.	P.	P.	P.	P.	P.	P.	P.	P.	P.	P.	P.	P.	P.	P.	P.	P.	P.	P.	P.	P.	P.	P.	P.	P.	P.	P.	P.	
1	3	3	2	3	3	3	3	2	1	3	3	2	2	2	3	2	2	3	3	3	4	1	4	2	3	1	3	4	2	3	78
2	4	2	1	4	1	4	2	2	1	4	3	4	2	3	3	2	4	2	3	3	4	1	3	2	3	2	2	1	2	3	77
3	4	4	2	4	1	3	1	1	1	3	1	4	1	4	3	3	4	3	3	3	4	1	3	2	2	2	1	2	2	2	74
4	4	3	3	3	3	4	2	1	1	4	3	1	1	3	2	1	3	3	4	4	4	1	4	3	2	3	1	1	3	4	79
5	4	2	1	4	2	3	2	1	2	1	3	4	2	3	2	2	4	3	3	3	3	1	3	3	3	3	2	3	2	2	76
6	3	2	2	3	1	3	1	1	2	2	3	4	2	4	2	3	3	3	3	2	3	1	4	3	2	4	3	2	3	1	75
7	3	3	3	4	3	4	2	2	2	4	2	2	3	2	2	2	3	2	2	3	4	2	3	1	3	2	2	3	1	2	79
8	3	3	3	3	1	4	2	2	1	1	2	4	4	4	3	3	2	4	3	3	4	1	4	4	3	2	1	2	3	2	81
9	4	1	2	3	1	4	1	1	1	3	3	4	1	4	2	1	4	3	3	3	4	1	4	3	2	2	1	2	2	2	72
10	3	2	2	3	1	3	1	1	2	2	3	4	2	4	2	3	3	3	3	2	3	1	4	3	2	4	3	2	3	1	75
Σ	35	25	21	34	17	35	17	14	14	27	26	35	19	35	24	22	32	29	30	29	37	11	36	26	25	25	19	22	23	22	766
$\bar{X}$	3,5	2,5	2,1	3,4	1,7	3,5	1,7	1,4	1,4	2,7	2,6	3,5	1,9	3,5	2,40	2,2	3,2	2,9	3	2,90	3,70	1,10	3,60	2,60	2,50	2,5	1,9	2,2	2,3	2,2	76,60
S^2	0,25	0,65	0,49	0,24	0,81	0,25	0,41	0,24	0,24	1,21	0,44	1,05	0,69	0,45	0,24	0,56	0,56	0,29	0,20	0,29	0,21	0,09	0,24	1,64	1,46	0,85	0,69	0,76	0,41	0,76	16,67
S	0,50	0,81	0,70	0,49	0,90	0,50	0,64	0,49	0,5	1,10	0,7	1,0	0,83	0,67	0,49	0,75	0,75	0,54	0,45	0,54	0,46	0,30	0,49	1,28	1,21	0,92	0,83	0,87	0,64	0,87	21,19

Dimensiones: Componente Afectivo

Indicadores: Nivel de desagrado hacia las complicaciones de la enfermedad de la D.M. (Items 17, 20, 23, 26, 29); Nivel de comodidad al establecer contacto con niños diabéticos (Items 32, 35, 38, 41, 44, 47); Nivel de motivación hacia la búsqueda de ayuda terapéutica para sí mismo y su hijo diabético (Items 50, 53, 56, 59, 62, 65, 68); Nivel de comodidad para expresar sus emociones (Items 6, 9, 12, 15, 71)

Sujetos \ Items	17	20	23	26	29	32	35	38	41	44	47	50	53	56	59	62	65	68	6	9	12	15	71	Total Dimensión
	P.	P.	P.	P.	P.	P.	P.	P.	P.	P.	P.	P.	P.	P.	P.	P.	P.	P.	P.	P.	P.	P.	P.	
1	3	4	1	2	3	2	3	3	2	3	1	3	2	2	3	4	1	1	3	2	2	3	3	56
2	2	4	3	3	2	2	3	3	2	3	4	3	1	3	4	4	2	3	1	2	3	2	2	61
3	2	4	2	3	2	2	4	4	2	3	4	3	1	3	4	4	2	3	2	1	3	2	2	62
4	4	2	4	1	1	3	3	3	1	4	1	3	1	1	4	3	1	1	1	3	2	1	3	51
5	2	3	3	3	2	2	3	4	2	3	3	4	1	2	4	4	2	2	2	2	4	3	3	63
6	3	3	3	2	2	2	3	3	3	2	4	3	2	2	4	4	1	2	1	2	2	3	2	58
7	3	3	3	2	3	1	4	4	1	4	4	4	2	2	4	4	2	3	3	3	3	3	1	66
8	2	4	3	3	2	2	4	3	4	3	2	3	3	3	4	4	1	3	1	3	3	2	2	64
9	4	3	3	1	3	3	2	4	1	4	2	4	1	1	4	4	1	1	4	3	2	1	3	59
10	3	3	3	2	2	2	3	3	3	2	4	3	2	2	4	4	1	2	1	2	2	3	2	58
Σ	28	33	28	22	22	21	32	34	21	31	29	33	16	21	39	39	14	21	19	23	26	23	23	598
$\bar{X}$	2,8	3,3	2,8	2,2	2,2	2,1	3,2	3,4	2,10	3,10	2,9	3,3	1,6	2,1	3,90	3,90	1,40	2,10	1,9	2,3	2,6	2,3	2,30	59,80
S^2	0,56	0,41	0,56	0,56	0,36	0,29	0,36	0,24	0,89	0,49	1,49	0,21	0,44	0,49	0,09	0,09	0,24	2,94	1,09	0,41	0,44	0,61	2,10	15,36
S	0,75	0,64	0,7	0,75	0,6	0,5	0,6	0,49	0,94	0,70	1,22	0,46	0,66	0,70	0,30	0,30	0,49	1,71	1,04	0,64	0,7	0,78	1,45	17,18

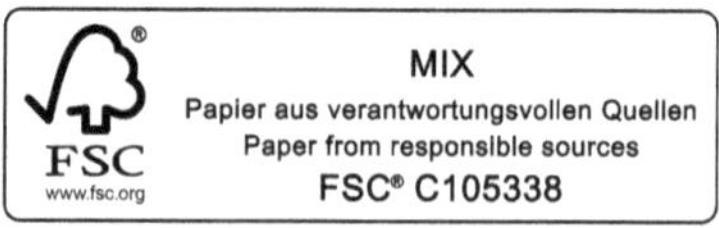

Printed by Books on Demand GmbH, Norderstedt / Germany